怎样防治少儿肥胖

王昌源 编著

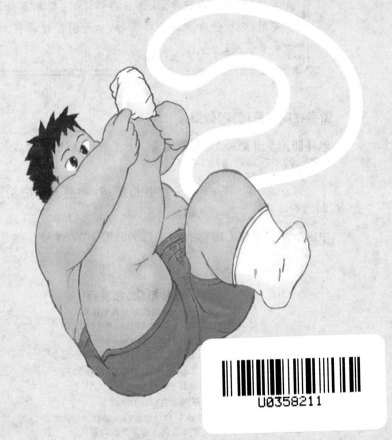

金盾出版社

内容提要

本书围绕健康减肥这一主题，阐述了肥胖产生的原因和减肥的方法，提出预防儿童肥胖应在胎儿时开始，包括科学饮食、运动健身等，并详细介绍了儿童的合理膳食食谱，科学运动方法，中医针灸、按摩、药敷及沐浴、闻香等。内容丰富，语言通俗，方法简单易行，科学实用，是肥胖者家庭必备读物，也可供医疗保健工作者参考使用。

图书在版编目(CIP)数据

怎样防治少儿肥胖/王昌源编著．—北京：金盾出版社，2009.9
ISBN 978-7-5082-5797-6

Ⅰ．怎… Ⅱ．王… Ⅲ．小儿疾病：肥胖病—防治 Ⅳ．R723.14

中国版本图书馆CIP数据核字(2009)第101363号

金盾出版社出版、总发行
北京太平路5号(地铁万寿路站往南)
邮政编码：100036 电话：68214039 83219215
传真：68276683 网址：www.jdcbs.cn
封面印刷：北京蓝迪彩色印务有限公司
正文印刷：北京军迪印刷有限责任公司
装订：兴浩装订厂
各地新华书店经销

开本：850×1168 1/32 印张：6 字数：97千字
2012年3月第1版第2次印刷
印数：10 001～14 000册 定价：11.00元

(凡购买金盾出版社的图书，如有缺页、倒页、脱页者，本社发行部负责调换)

前言

儿童肥胖症已被确认为21世纪影响儿童健康的重要问题。肥胖不仅是一个健康问题,同时也是一个社会问题,有可能使富裕起来的家庭重新走向贫困;肥胖对身体的损害不仅仅表现在身体方面,同时也表现在心理方面,有很多肥胖的孩子或多或少会有一些心理问题;在肥胖的人群里,择业、受教育程度、幸福的感觉、家庭婚姻的满意度都与非肥胖人群有比较大的差异。

我国是一个发展中国家,20世纪中期生活物质不是特别丰富,所以肥胖者很少见。改革开放以来,随着国民经济的快速发展,人民生活水平的不断提高,加上我国的计划生育政策,城市中一个孩子的家庭已十分普遍,"小皇帝"问题日益严重。在中国近5年来,城市儿童肥胖增长率为160%,农村儿童肥胖增长率为400%。肥胖儿童已占儿童总数的10%,并正以每年8%的速度递增。儿童、青少年肥胖不仅给成年肥胖打下了基础,也严重影响了我国将来的民族素质,直接给少年儿童带来极其严重的身心损害,其不良后果直接表现在:智力降低,动手能力和运动协调性差、性格孤僻、缺乏自信心,影响青少年正常的心理发育。此外,青少年慢性疾病的患病率也显著上升,包括动脉硬化、高血压、高脂血症、糖尿病、中风、心脏病、脂肪肝等疾病不断呈现低龄化趋势。肥胖儿童患各种成人病的可能性远远高于正常儿童,如中风(脑出血、脑血栓)与心脏病并列位于成人病榜首,直接表现为脑血管破裂或阻塞,病死率极高。这种疾病虽然到成年后才发病,但早期形成原因却与儿童时期养成的不良饮食习惯和肥胖有着密切的关系。另外,一些与成年肥胖有关的疾病如乳腺癌、结肠癌等,也是在青少年时期就埋下了隐患。

虽然肥胖给儿童造成很多健康隐患,但儿童在减肥的同时更要注重健康,不能盲目。儿童骨骼、器官、智力等还在生长发育中,其减肥前提要保障体格正常发育,所以不主张儿童快速减轻体重,更不主张使用药物、饥饿疗法或手术,而提倡在饮食的选择和控制,以及运动锻炼上严格把关。

全书围绕健康减肥这一主题,从科学饮食、运动健身、中医针灸按摩等方面加以叙述。用通俗的语言详细阐述了肥胖产生的原因和减肥的基本理论,介绍了切实可行的健康减肥具体方法。既有中医传统的减肥经验,又有现代医学减肥的新技术、新方法;既有饮食减肥的食疗方、运动减肥操的练习方法,又有药敷、针灸、按摩的经验方。寓健康减肥与日常生活之中,方法简单方便,科学实用。

在本书的编写过程中,参阅了大量专家的研究成果和资料,在此向他们表示衷心的感谢!由于作者水平有限,不妥之处在所难免,恳请广大读者提出宝贵意见。

王昌源

目 录

第一章 从肥胖开始说

第一节 肥胖 …………………………………（1）
第二节 肥胖的判断及类型 …………………（3）
第三节 肥胖原因 ……………………………（4）
第四节 肥胖的危害 …………………………（11）
第五节 肥胖者应做哪些检查 ………………（16）
第六节 肥胖的治疗 …………………………（17）
　一、心理减肥方法 …………………………（19）
　二、饮食减肥方法 …………………………（22）
　三、运动减肥方法 …………………………（54）
　四、医学减肥方法 …………………………（71）
　五、其他减肥方法 …………………………（80）
第七节 减肥误区 ……………………………（85）
　一、反复减肥留后患 ………………………（85）
　二、不可乱用减肥药 ………………………（85）
　三、饮食减肥有科学 ………………………（86）

四、运动减肥莫变味 …………………………… (87)
　　五、减肥别触礁 ………………………………… (89)
　　六、抽脂减肥要慎重 …………………………… (91)
　　七、广告宣传睁大眼 …………………………… (91)
　　八、肥男胖女也要补 …………………………… (92)
第八节　减肥提示 ………………………………… (94)
　　一、血糖要稳定 ………………………………… (94)
　　二、最好不用减肥药 …………………………… (94)
　　三、控制饮食四要点 …………………………… (95)
　　四、运动减肥失败有原因 ……………………… (97)
　　五、生育性肥胖要警惕 ………………………… (98)
第九节　预防肥胖的办法 ………………………… (100)

第二章　小胖墩

第一节　儿童肥胖的判断 ………………………… (110)
第二节　儿童肥胖类型 …………………………… (113)
第三节　儿童肥胖原因 …………………………… (113)
第四节　小胖墩的后患 …………………………… (117)
第五节　小胖墩减肥有高招 ……………………… (121)
　　一、饮食减肥要科学 …………………………… (122)
　　二、运动减肥好处多 …………………………… (139)
　　三、减肥警句要记牢 …………………………… (142)

目录

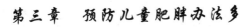

第三章 预防儿童肥胖办法多

第一节 从准妈妈开始……………………(148)

第二节 从母乳喂养做起…………………(152)

第三节 预防婴儿肥胖……………………(159)

第四节 预防幼儿肥胖……………………(162)

第五节 预防少年肥胖……………………(167)

第六节 预防青少年肥胖…………………(171)

第七节 莫因减肥搞垮身体………………(173)

附 录

附表1 1～16岁少年儿童体重热能摄入关系 …(175)

附表2 常用食物的热能……………………(176)

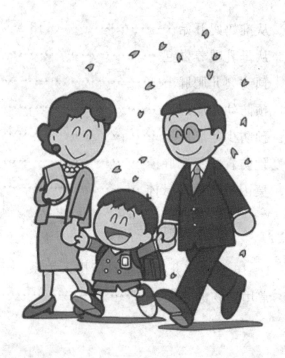

第一章 从肥胖开始说

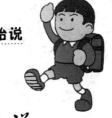

第一节 肥　胖

人的体重＝脂肪重量(肥肉重)＋瘦体重(骨骼＋肌肉＋内脏＋体液＋其他组织重量)。理想体重的计算有3种方法：

1. 计算体重身高指数(BMI) BMI＝体重(千克)÷身高(米)^2，男性正常值为21～24，女性正常值为20～23。

2. 根据年龄及身高按公式计算 1～6个月婴儿标准体重(千克)＝出生体重(千克)＋月龄×0.6；7～12个月幼儿标准体重(千克)＝出生体重(千克)＋月龄×0.5；1～12岁儿童标准体重(千克)＝年龄×2＋8；成人标准体重(千克)＝〔身高(厘米)－100〕×0.9，其中北方人理想体重(千克)＝〔身高(厘米)－150〕×0.6＋50，南方人理想体重(千克)＝〔身高(厘米)－150〕×0.6＋48。

3. 简易计算法 男性体重(千克)＝身高(厘米)－

怎样防治少儿肥胖

105;女性体重(千克)＝身高(厘米)－100。其值的正负10%之内皆为标准体重。

人体内脂肪聚积过多,沉积于皮下组织,从外观看,面肥颈臃、项厚背宽、腹大腰粗、臀丰腿圆、皮肤松弛下坠、体态臃肿、行动笨拙、动则气急,上述状态叫肥胖。一般来说,实测体重超过标准体重不及20%者,为超重;实测体重超过标准体重20%以上者,则称为肥胖。按体重身高指数法评估,体重身高指数为25～30者为超重,大于30为肥胖。

肥胖是体内脂肪过多的表现,它与超重不是一回事,超重者可以不是肥胖者,肥胖者体重一定超重。超重者脂肪组织很多,则属于肥胖;超重者肌肉组织发达,瘦体组织增加就不是肥胖,如某些运动员及体力劳动者因骨骼和肌肉组织非常发达,但体内脂肪不多,即使体重超标也不是肥胖,只能叫超重。某些人瘦体重虽未超标,但体内蓄积大量脂肪,这也叫做肥胖。可见肥胖实指体内脂肪过多,用老百姓通俗的话讲:"某人精肉(瘦肉)很多,体格很壮实,但肥肉即脂肪组织不多,不能叫肥胖,如果肥肉特别多便叫肥胖。"

第一章 从肥胖开始说

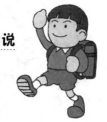

第二节 肥胖的判断及类型

人的体重在标准体重±10%范围内属于正常,超过标准体重10%～20%为超重,超过标准体重20%以上为肥胖。肥胖又分3种:①轻度肥胖。超过标准体重20%,但小于30%。②中度肥胖。超过标准体重30%,但小于50%。③重度肥胖。超过标准体重50%以上。

胖不胖一算便知道,上述计算标准体重的体重身高指数法是判断肥胖的国际性尺度,亦称体质指数。

身体发胖前往往会出现一些反常现象,发胖的预兆包括下列5个方面:

1. 爱吃爱喝 只要不是得了糖尿病,或是甲状腺功能亢进症、尿崩症等疾病,突然胃口大增,吃饭异常香甜,特别喜欢喝水和饮料,可预示将会发胖。

2. 贪睡 睡觉特别香,已经睡了足够的时间还想睡,或是经常哈欠连天,在排除过于疲劳的情况下,是肥胖到来的迹象。

3. 变懒 一贯勤快的人突然变得懒起来,遇事无精打采,或者总是心有余而力不足,假若不存在什么疾病,或许肥胖即将来临。

4. 劳累 与平时相比,近来总感到疲劳,多活动几下

怎样防治少儿肥胖

就气喘吁吁、汗流满面,只要不是生病,可能是肥胖悄悄而来。

5. 怕动 如果是爱运动的人,渐渐地不想再动了,甚至感到参加运动是一种负担,可能是发胖的信号。

在肥胖者中,脂肪组织的分布常有很大差别,有的内脏脂肪在腹部大量堆积,腹围很大,肚子里像装满了啤酒,人称"啤酒肚",体型像"苹果",这叫"向心性肥胖",以男性多见;另一种是脂肪多分布在臀部和大腿,人称"大屁股",体型像"梨",这叫"周围性肥胖",多见于女性。根据有无病因,肥胖又分为症状性肥胖(有明显病因,如下丘脑性病变、高脂血症、痛风、糖原累积等内分泌疾病,遗传,药物等)和单纯性肥胖(无明确病因,仅仅因为脂肪蓄积过多,超过正常比例)两大类。

第三节　肥胖原因

世界上胖子最多的国家数萨摩亚,这与该国对肥胖的看法有关,萨摩亚人总是把肥胖与富裕画等号,认为肥胖才是富有和美丽;阿联酋的公民之所以一个比一个胖,是因为他们的生活水平极高,又不注意节食;美国约有20%男人是胖子,是因为生活水平高,公路和轿车很发达,动不动就以车代步;我国改革开放以来,随着经济的

第一章　从肥胖开始说

高速发展,人们生活水平的不断提高,生活方式与饮食结构也在发生变化,随之而来的肥胖症发生率明显上升。从发生年龄看,过去多为成年人,由于营养过剩,运动量低,吸收远大于支出,造成热能过剩,脂肪在体内堆积;现在儿童也加入了肥胖的行列,孩子们的个头不高,一个个胖乎乎的,放眼望去小胖墩有增无减。

人摄取适量必需食物以维护生命和满足健康需求。当食用超过人体实际热能需求的食物都会转化为脂肪。例如,某人平均每日仅仅多吸收 8 千焦热能的 5%,即 0.4 千焦热能。这只相当于一杯苹果汁,一年下来,每天一杯苹果汁却能增加约 5 千克的人体重量。人们看到食品,大脑就会产生愉悦感,加之那些垃圾食品和零食广告的狂轰滥炸,总会使不少人馋涎欲滴肚饱眼不饱,又因缺少运动,如少步多车、用电梯替代爬楼梯等,热能消耗减少,突破了人体能量平衡,这正是许多人肥胖的共同原因。

造成肥胖的原因很复杂,可能有家族史、肥胖基因、神经调节功能紊乱、疾病、服用激素、心理及精神、饮食、运动、睡眠、生活习惯等因素。

1. 家族史　多数学者认为,肥胖病的发生发展是遗传和环境因素共同作用的结果,其中遗传起着很重要的作用,

怎样防治少儿肥胖

研究证实有60%～80%甚或更多的肥胖者有家族史。有人统计556例双亲肥胖的子女,肥胖率高达65%～87%,而正常体重双亲的子女,肥胖率仅有10%～36%。

2. 肥胖基因 科学家从分子生物学角度找到了引起肥胖的机制,发现了与肥胖有关的两种物质——瘦素和增食欲素,前者使食欲下降且活动增加而减肥,后者则促进食欲导致肥胖。某些人体内缺乏某种基因,因而降低了对瘦素的敏感性并增高了增食欲素的敏感性,从而引起肥胖。研究者发现,某些人体内存在一种反常基因,它可以刺激人的饥饿感,使这些人越吃越想吃,因过多的进食而越来越胖。

3. 神经调节功能紊乱 人的大脑内有摄食中枢和饱感中枢,前者兴奋,则产生饥饿感,需要进食,后者兴奋则抑制摄食。以上这两个中枢在正常情况下处于动态平衡,当大脑出现某种病理状态时,神经调节功能发生紊乱,摄食中枢过度兴奋,促进摄食过多而肥胖。

4. 疾病 下丘脑因创伤、炎症、出血、肿瘤等刺激摄食中枢,导致显著多食易饥而大量进食,使体重猛增,如中枢神经性疾病的脑炎后遗症等。肾上腺皮质功能亢进症患者分泌的皮质醇,可引起头面部及躯干肥胖,颈背部脂肪明显堆积。甲状腺激素合成不足引起的甲减患者可

第一章 从肥胖开始说

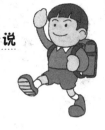

发生典型的臃肿面容。血脂水平增高者可促进脂肪合成,抑制脂肪分解而肥胖。更年期女性因激素失调而肥胖,女性绝经期生殖功能减退,以及因病切除卵巢等,下半身的骨盆周围、大腿及乳房等处脂肪堆积。以上种种原因都是身体发生的病理性肥胖。

5. 服用激素 糖皮质激素对维持体内脂肪组织的正常分布起着重要作用,长期服用激素可导致头颈部、腹部及躯干脂肪聚积,而四肢脂肪减少,体内总脂肪量增加,外形呈"向心性肥胖",即面如满月,躯干肥胖,四肢相对瘦小,服用激素地塞米松引起食欲亢进,向心性肥胖的作用较为明显,剂量越大,肥胖越剧。

6. 心理及精神因素 尽管不能从科学上证实肥胖与心理问题有直接关系,但许多肥胖者确实存在心理障碍,由于社会大众中很多人对体重过重者存在偏见及歧视,这样会使体重过重者多对自己的身材极不满意,导致心理上的沮丧、焦虑及自信心不足,从而自暴自弃。

由于心理障碍,不愿社交,则活动减少,进食过多,造成肥胖。有些人往往肚子饱了眼不饱,吃了还想吃,这种心理诱因导致进食过多而肥胖。

研究者指出,人体内有种专门控制脂肪的激素,受到精神压力的刺激,这种激素就会发出囤积脂肪的信号,一个人长期生活在这种精神压力状态下,囤积的脂肪越来

怎样防治少儿肥胖

越多,身体自然越来越肥胖。

7. 饮食 肥胖的原因尽管千条万条,饮食问题至关重要。饮食结构不合理、进食速度快、不吃早餐、晚餐不当、爱吃零食、食糖过多等均可引起肥胖。

人们富裕后,多吃荤菜,猛吃海喝,摄入过多高热能、高脂肪食物,少吃蔬菜水果,不吃糙米、麦皮,因偏食而饮食结构不合理,必然造成营养过剩或失衡。不少人认为,吃饭容易长胖,因而少吃饭多吃菜,甚至不吃饭只吃菜。医学认为人的饱腹感主要来自于糖类,少吃饭多吃菜必然使进食量增加很多,况且大多菜中肯定有较多的油,产生的热能也多,适得其反。身体偏胖或担心发胖的人,不敢吃荤菜,大吃蔬菜、水果,本想瘦身减肥,反而越来越胖,这是因为蔬果中大量的糖类被机体吸收,无法被机体消耗完,堆积在体内,这些多余的糖类会转化为脂肪,所以人也就发胖了。有的人只吃精米白面,远离糙米、麦皮,饮食中缺少B族维生素,影响体内脂肪代谢,脂肪堆积导致肥胖。

吃饭时狼吞虎咽,食物未得到充分咀嚼,不能成为食糜而附贴于胃壁,常常已经吃了不少东西仍感饥饿;咀嚼时间过短,迷走神经仍在过度兴奋之中,从而引起食欲亢进;再者由于过快进食使血糖浓度升高,等到大脑输出停食的信号时,往往已经多吃了很多的食物。

第一章 从肥胖开始说

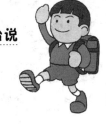

不吃早餐以减肥常常事与愿违,甚至适得其反,因为不吃早餐者会使午饭时的空腹感更强,反而吃得更多。晚餐时间充裕,又常是家人团聚,于是肉、鱼、蛋、菜摆满餐桌。吃进的食物在体内消化后,一部分进入血液形成血脂,傍晚时血液中胰岛素的含量又上升到一天中的高峰,胰岛素可将血糖转化成脂肪凝结在血管壁和腹壁上,久而久之人便肥胖起来。晚餐吃得过晚过饱,血中的糖、氨基酸、脂肪酸浓度会增高,加上晚上活动量小,热能消耗少,多余热能在胰岛素作用下合成脂肪,会逐渐使人发胖。

爱吃零食的人看起来正餐量不多,因为杂七杂八的零食不断,造成总热能大大超标。食糖易吸收,而且能增强促进脂肪生成所需酶的活性,并能刺激具有促进脂肪合成作用的胰岛素的分泌,从而使脂肪蓄积,导致肥胖发生。

8.运动不足 随着社会经济的发展,人民生活水平的日益提高,各类电器进入普通家庭,人的劳动强度大大降低,活动量相应减少,尤其是那些喜静厌动的,很难迈动脚步,体内脂肪的转化大受影响而肥胖。

整天坐在办公室伏案工作者,大脑需要葡萄糖来提供热能,常使人吃下很多东西,远远超过身体需要而发胖。研究发现,用电脑工作45分钟只消耗0.013千焦热能,但是跟休息45分钟后相比,这些人工作时所吃食物的热能却多出0.921千焦。

9. 睡眠 研究发现,睡眠多少和肥胖之间有着令人惊讶的密切联系。每天睡眠不足4小时的人和每天睡眠达到7～9小时的人相比,肥胖风险要高出73%,睡5小时的人高出50%,6小时的人则高23%。可见,睡眠不足易肥胖。有关专家认为,睡眠不足可能会对身体觅食系统产生影响,而睡眠时间长,体内会产生较多的激素,而激素有燃烧脂肪的作用。

10. 生活习惯 长时间看电视,久坐不动,体内消耗随之减少,皮下脂肪堆积过多,加上久看电视无节制地吃一些高热能食物,更助长肥胖。

随着生活节奏的加快,上班族每天至少要吃一次"快餐",快餐多糖、多油、多味精,过剩热能在体内转变为脂肪,日复一日贮存起来而导致肥胖。

吃夜宵已成为不少人的"时尚",殊不知常吃夜宵不但影响睡眠,而且热能增加活动却很少,必然造成脂肪堆积而发胖。

上班族为抓紧时间,要么不吃早餐,要么吃饭时囫囵吞枣,不吃早餐势必中餐吃得更多,况且空腹时吃进去的食物更易消化吸收,并形成脂肪在体内蓄积而发胖。吃饭速度过快,不能及时感觉到饥饱,往往导致过量进食。

第一章 从肥胖开始说

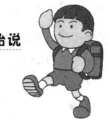

第四节 肥胖的危害

肥胖症不仅影响患者的形象,给他们的日常生活和行动带来诸多不便,而且严重危害人类健康。大量资料表明,肥胖将可能成为致癌首因,常见的高血压、冠心病、糖尿病、高脂血症、胆囊炎、肾结石、脂肪肝、妇科病等常与肥胖挂钩,不少人出现鼾症、记忆力减退、性功能下降、齿龈疾病、通气不良综合征等,也是肥胖的馈赠。专家并非夸大地说,肥胖是疾病的温床,可以使人的寿命减少十多年。甚至有专家认为:"不注意保健防范,每折腾一次就等于是给自己的棺材上添上一颗钉子。"

在美国科学促进会年会上,美国哈佛公共卫生学院专家说,随着吸烟率的降低和肥胖率的升高,肥胖将在不远的将来赶超吸烟,成为致癌首因。专家十分认真地说:"肥胖程度越高,患癌的风险性就越大,肥胖者体重每增加5千克,患癌的概率就增加很多,体重指数(BMI)的增加与男性食管癌、甲状腺癌、结肠癌和肾癌等发病危险显著相关。体重指数每增加5千克/米^2,食管癌、甲状腺癌、结肠癌和肾癌发病危险分别增加52%、33%、24%和24%,BMI的增加还与男性直肠癌、白血病、多发性骨髓瘤及黑色素瘤等发病危险呈弱相关。体重指数的增加与

怎样防治少儿肥胖

女性子宫内膜癌、胆囊癌、食管癌和肾癌等发病危险显著相关。体重指数每增加5千克/米^2,子宫内膜癌、胆囊癌、食管癌和肾癌发病危险分别增加59%、59%、51%和34%。体重指数的增加还与女性绝经后乳腺癌、胰腺癌、甲状腺癌、白血病、结肠癌及多发性骨髓瘤等发病危险呈弱相关。"专家认为,肥胖致癌的原因有3个激素系统可能参与其中,一是胰岛素(胰岛素样生长因子)。二是性激素。三是脂肪因子。其中胰岛素是最核心因素。专家认为,血液循环中包括胰岛素、胰岛素生长因子和性激素在内的内源性激素水平的变化,破坏了细胞增殖与凋亡之间的平衡,是最可能的致癌机制。

30%~50%肥胖者合并高血压,20~30岁人群中高血压患病率是体重正常者的2倍,40~60岁肥胖者患病率达50%,是正常体重者的5倍。肥胖者一旦减肥,高血压会自动缓解。

肥胖者脂肪代谢紊乱,引起动脉粥样硬化,脂肪沉积在动脉壁,高密度脂蛋白减少,从而导致冠心病。中年男性肥胖者冠心病患病率是体重正常者的2倍,发生心绞痛是正常人的7倍,心肌梗死猝死率比正常人高出4倍。

医学专家认为,脂肪在腰部以上堆积,发生糖尿病的危险性大大增加。研究表明,肥胖者患糖尿病是正常体重者的6.5倍,因此可以说肥胖是糖尿病的高危因素,事

第一章　从肥胖开始说

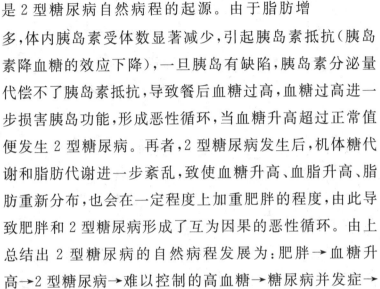

实上80％～90％的2型糖尿病(非胰岛素依赖型)患者伴有超重和肥胖。医学专家共识肥胖是2型糖尿病自然病程的起源。由于脂肪增多,体内胰岛素受体数显著减少,引起胰岛素抵抗(胰岛素降血糖的效应下降),一旦胰岛有缺陷,胰岛素分泌量代偿不了胰岛素抵抗,导致餐后血糖过高,血糖过高进一步损害胰岛功能,形成恶性循环,当血糖升高超过正常值便发生2型糖尿病。再者,2型糖尿病发生后,机体糖代谢和脂肪代谢进一步紊乱,致使血糖升高、血脂升高、脂肪重新分布,也会在一定程度上加重肥胖的程度,由此导致肥胖和2型糖尿病形成了互为因果的恶性循环。由上总结出2型糖尿病的自然病程发展为:肥胖→血糖升高→2型糖尿病→难以控制的高血糖→糖尿病并发症→致残及死亡。

肥胖者只有15％的人血脂正常。50岁以上女性,60岁以上男性的肥胖者,他们的血浆胆固醇平均含量均明显增高。

肥胖者有30％发生胆结石,胆结石的患病率是正常人的4倍,30岁左右的肥胖女性易发生胆囊炎,60岁的肥胖女性约有1/3患有胆囊炎、胆石症,可见肥胖是胆病的高危因素。因肥胖者胆固醇增多,胆汁中胆盐相对减少,导致胆固醇溶解减少而过饱和形成结晶;或因肥胖使

怎样防治少儿肥胖

胆囊排空功能降低,有利于胆石的形成。

肥胖者得肾结石是正常人的6倍。医学研究显示,体重越重,尿液酸性越高,肥胖者出现酸尿,进而导致尿酸肾结石的形成。

有25%～58%肥胖者有不同程度的脂肪肝。

肥胖女性约有50%月经初潮提前,月经周期不规律,近1/3的肥胖女性患有功能性子宫出血和绝经提早,还可能影响卵泡的发育或排卵,导致肥胖妇女的卵巢功能紊乱和生育功能低下而不育。

妊娠期肥胖对孕妇非常不利。调查发现,75%肥胖孕妇有妊娠中毒症、胎位异常、分娩延迟、大出血等合并症,而且排卵恢复也较慢,肥胖孕妇早产的可能性比体重正常孕妇高60%,生出死胎的比例比体重正常孕妇多3倍,孕母肥胖可使婴儿出现心脏缺陷,易出现先天性心脏病。

肥胖是鼾症的常见病因。有70%的鼾症患者体重超过正常,而且鼾症的许多严重并发症,如高血压、冠心病、糖尿病的发病都与肥胖有关。

科学家发现,脂肪分泌的激素有可能对大脑细胞具有破坏影响,从而导致大脑功能降低。也有学者认为,肥胖会导致血管变厚变硬,无疑会使大脑里的动脉变厚变硬,从而使人的认知功能下降,智商降低。科学家们对

第一章 从肥胖开始说

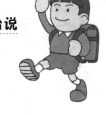

2 200多名年龄在32～62岁的成年男女进行4项智力测试发现,在词汇测试中,体重指数在20或20以下者,可以回想起56%的单词;体重指数在30及30以上的肥胖者,记忆单词数量仅为44%,5年后再进行测试时发现,正常人能回忆起的单词数几乎与之前一致,而肥胖者所能记得的单词量已经降为37.5%。专家指出,体重越重,智商越低。

肥胖与性功能有着密切的关系,因为肥胖导致控制性腺发育和运作的脑垂体后叶脂肪化,使垂体功能下降,性激素发生变化,男性雄激素明显减少而雌激素显著增多,性功能轻度低下,可有阳痿和性欲减退;重度肥胖女性,雄激素增至2倍,雌激素也持续增高,故肥胖女孩月经初潮提前,雌激素持续偏高,可导致卵巢功能障碍。

肥胖人群中牙周病的发生率要比体重正常者高出76%,是体重正常人群的2倍多,齿龈疾病的患病率远高于一般人。这是因为饮食结构在齿龈疾病的发生过程中起着非常重要的作用。

肥胖者因腹腔、纵隔、胸壁和心脏周围大量脂肪堆积,显著影响心肺功能,呼吸运动和血液循环障碍,平时有头昏、头痛、多汗、无力、腹胀、下肢水肿等症状,且可有慢性肺心病及心衰,这就是医学上说的通气不良综合征。

第五节 肥胖者应做哪些检查

肥胖可引发不少疾病，严重威胁人类健康，医学专家告诫我们，肥胖者应进行以下 9 项检查，查出疾病先兆，做到早发现、早诊断、早治疗，把疾病消灭在萌芽状态。

1. 测身高、体重 肥胖者减肥治疗前最基本的检查。

2. 查胰岛素 查空腹或餐后胰岛素能识别肥胖症的特征。

3. 查血糖 空腹血糖、餐后血糖、糖耐量试验能了解肥胖与糖尿病的关系。

4. 查血脂 有关的血脂化验能了解肥胖人是否合并高脂血症。

5. B 超 三酰甘油的检查配合 B 超能发现有关肥胖与脂肪肝的内在联系。

6. 查肾功能 肾功能检查会帮助医生发现垂体肿瘤。

7. 查生长素 生长激素检查可看出减肥是否有效果。

8. 查性激素 性激素检查则是观察雌、雄激素作用部位与肥胖关系的好方法，有利于确定减肥方案。

9. 常规检查 注意体温、脉搏、呼吸、血压、基础代谢率的改变。

第一章　从肥胖开始说

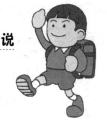

第六节　肥胖的治疗

　　肥胖不仅影响一个人的外貌和体形,而且会遭到某些人的偏见歧视,更是许多疾病的温床,减肥不仅仅是减轻体重,更重要的是纠正或阻断因肥胖而发病的环节和消除肥胖所引起的后果。在未查明原因的情况下盲目减肥是不科学的,单纯将体重作为减肥标准,通过减少或大量消耗体内水分与蛋白质,虽然可暂时达到减肥目的,但过后又会反弹造成"假减肥",也会出现该减肥的人没有减肥,不该减肥的人大减特减而危害健康,而科学减肥才能美丽健康。

　　减肥的原理是减少脂肪细胞的含脂量,使肥大的脂肪细胞变小,并不减少脂肪细胞的数量。例如,腹部皮下脂肪堆积成肥胖,经减肥治疗后,腹部脂肪细胞内的含脂量减少,但不出现腹部的皮下脂肪细胞转入内脏的情况。因此可以说,减肥的实质是减掉体内多余脂肪,并非是仅仅减轻体重。说句俗话,减肥减的是肥肉而不是精肉(瘦肉),有些体形瘦小的人体重正常,但体内却有多余的脂肪,那么这些人也要减肥。

　　减肥方法多,选择要思量,减肥要因人、因时、因地、因利。因人是指根据肥胖者的肥胖程度和合并症情况,

怎样防治少儿肥胖

可选择饮食、运动等,合并糖尿病、高脂血症,则要分别限制糖类(碳水化合物)、脂肪(油脂类);因时是指既要有相对固定的时间进行运动,更要坚持下去,不可紧紧松松或半途而废;因地是指根据实际条件,如健身房、运动场、游泳池、高山、公园舞场,或居室内,根据环境情况设计自己的减肥计划;因利则是应遵循既经济又有效的原则,节制饮食,适当运动,既消耗体内热能,又强化了组织脏器的功能。减肥尤须重科学,减肥本身就是一次难度较大的过程,没有什么灵丹妙药能一蹴而就,减肥是需要知识、智慧和耐力的任务。科学减肥在心理上不钻牛角尖,无严重心理障碍;科学减肥要均衡地搭配食物,供给每天适合自己的热能,除摄入适量脂肪、蛋白质和糖类外,还应尽可能地增加粗杂粮、蔬菜、水果等天然食品,选择天然状态下饲养的鱼类和家禽,控制高热能饮食,特别是少吃富含脂肪的快餐,尽可能少地摄入含防腐剂、生长激素的食物,注意保证B族维生素、维生素C和其他微量元素的摄入,以有助于消耗热能、分解脂肪;科学减肥应循序渐进并持之以恒,到室外去多走路、多流汗,适当参加体育运动;科学减肥应改变多静少动、整天泡在电视机前的坏习惯,更不可边看电视边吃零食;科学减肥不可乱用减肥药,事实上减肥没有特效药,况且减肥药有一定的适应证,均有不同程度的不良反应,说不定停

第一章 从肥胖开始说

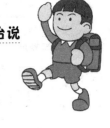

药后又会出现体重反弹,可以说是花钱卖力又徒劳。一些人为了减肥,不惜服药、打针,甚至刮肉抽脂,真是自讨苦吃!

总之,减肥要决心大,不入误区,不走弯路,走科学减肥大道,让心理、饮食、运动"三套马车"齐头并进,并能长期坚持,以达到减肥目的。

一、心理减肥方法

在过去生活困难时期,人们能吃饱喝足有房住就很满足了,而到了物质生活比较丰富的今天,大鱼大肉很普通,无事上餐馆撮一顿也司空见惯,大肚子的,上下一般粗的,小小孩子胖乎乎的已屡见不鲜,很多人说不清道不明,有的说肥头大耳有福气,有的说体态臃肿不雅观,有的说肥不肥无所谓,在现实生活中,心理减肥就变得重要起来。有些肥胖者把控制饮食、增加运动、药物治疗是减肥的三部曲,然而事实并非如此,心理障碍往往是减肥的拦路虎,正确地减肥应树立良好的自身价值定位,形成积极乐观的生活态度,科学地使肥胖者重新融入纷繁多姿的社会生活中,这不是一二味"减肥药"所能办到的。

很多肥胖者心理压力大,懒于外出,疏于活动,以至于失去社交活动的机会,形成恶性循环,有可能诱发轻生或犯罪。有的肥胖者对减肥期望值过高,甚至拿时装模

怎样防治少儿肥胖

特身材作为自己减肥标准,这是变态减肥心理;有些肥胖者靠饥饿来减肥,无法持之以恒,饥而再食更会造成身心不健康;女性体形肥胖者的心理压抑表现在,常怀疑丈夫因此会另有新欢,这种不良心态又会与生理上的性激素分泌减少"殊途同归",形成恶性循环,甚至自暴自弃走向极端,是严重影响家庭和谐的罪魁祸首。

了解自己,选择适合自己的减肥方法,才可以收到完美的效果,对别人有效的方法对自己也许不适合。若性格内向喜欢循规蹈矩的人决定减肥,就一定要坚持,若半途而废会觉得很内疚,一有空就伸伸胳膊弯弯腰,举举哑铃爬楼梯,或是在家中随着音乐做做减肥操,想方设法消耗体内热能;若好奇心旺盛,喜欢和朋友在一起打打闹闹,最怕一个人孤军作战,那就去健美中心参加健美班,如果没有多余的钱去消费,在家中跳跳绳也不错,比起跟着节奏、步骤来做体操,会觉得有趣得多;如果没有耐心,做什么都要快,不快见到效果就会放弃的人,若看见效果就会很有信心地坚持下去,那么,新奇事物会吸引你,减肥餐是最理想的选择;如果是个很懒的人,对自己没有约束力,这种人最容易变成大胖子,这种平时生活悠闲自在、怕辛苦流汗的人,应定期参加减肥活动,由别人帮你按摩、推拿。

1. 轻松快乐减肥办法多 ①家务可减肥。打扫卫生

第一章 从肥胖开始说

时不要使用吸尘器,用抹布和扫帚丝毫不差;洗衣不用洗衣机,用力搓揉漂洗加大运动量;做一顿精致、有新意的瘦身饭,可体会到创造的乐趣,而且一般做饭的人都不愿吃得很多,正好达到控制食量的效果。②用脑减肥实在妙。脑力劳动的强度越大,消耗营养物质越多。身体肥胖的人多做一些用脑的读书写作、研究学问、演算数学、学习技术、绘画绣花,每日有一定时间让大脑紧张起来,而不可饱食终日,无所事事,这正是肥胖者通过脑力劳动来减肥的好计策。③恋爱可减肥。法国心理学家帕希尼说,恋爱中的人新陈代谢功能会加强,由于新陈代谢的加快,人就会在不知不觉中减肥。④小事减肥有奇效。烹饪采用中式蒸煮法,既丰盛又无脂肪;炒菜不用倾倒式用油,而是用喷壶来喷洒油;想吃肉排宁用烤的而不是油炸的;选食肉类时,最好以鸡肉来代替猪、牛肉;早餐吃1根香蕉,只含0.033千焦的热能即可填饱肚子;切成条状的红萝卜、小黄瓜,可作点心当零食吃;每天少量多次喝8杯开水,可以神奇地帮你减少饥饿感,冲掉体内的多余脂肪,保持新陈代谢运作畅通;晚餐后不吃任何东西。

2. 减肥有新招 饭前先喝半碗汤,随后便会少吃一些东西;多吃热食(不可烫嘴),热腾腾的食物散发出的香味,可令食者得到肚腹的满足;在烛光下进餐有助于减少

怎样防治少儿肥胖

进食量;使用深色碗碟可以减少食欲;勤刷牙,因为刷牙后一般就不想吃东西了;把要吃的东西全放在一个盘子里,这样可控制进食量;不要边走边吃东西,这样会越吃越多;买零食时选最小袋的;向劝你多吃的亲朋好友礼貌地说"不"。

二、饮食减肥方法

在一般人心目中,肥胖除了与运动不足,热能消耗有限外,主要与摄入食物增加有关。他们以为,只要控制食物总量,便能有效地控制肥胖,这一观点非常片面。实际上,肥胖不只是与摄入饮食的数量有关,更与我们吃进食物的品种搭配有直接关系。因此可以说,从饮食组合和饮食结构上下工夫,减肥效果才最确切、最可靠。世界长寿冠军的日本,人们崇尚科学的饮食习惯,采用低脂肪、低热能、高蛋白质的饮食结构。他们的饮食以大米、蔬菜、海产品为主,而且菜一般少油少盐很清淡,因而他们的高脂血症、肥胖、动脉硬化、糖尿病、冠心病及癌症等总体患病率与病死率逐年下降。

(一)食而不胖有学问

正常的人体热能摄入量为每千克体重 167 千焦左右,如体重为 50 千克,则一天的总热能摄入不得超过 8

第一章 从肥胖开始说

370千焦。可按照下述方法来估算一下三餐热能,多者减,少者增,使热能摄入量与热能需要量保持在平衡状态,这样既不发胖又不至于营养不良。常用食物的热能见附表2,下面是一些基本食物及其热能:

用掌心托起的肉、鱼、蛋等,热能在3 350千焦左右。

1小碗米饭、1个面包、2个奶油蛋卷,其热能分别在669千焦左右。

炸牛排、蛋炒饭、酥脆薄饼、咖喱炒饭热能为2 510～2 929千焦。

10多个草莓,1个橘子,2个猕猴桃,或者1个苹果,热能分别为3 354千焦左右。

蔬菜的热能极低,可以忽略不计。

在日常膳食中,巧吃食物可以远离肥胖,这可从营养组合、少吃多餐、摄足微量营养素来说明。在营养组合上,将富含油脂的食物与豆类、蔬菜组合,尽量避免和米、面、土豆等富含糖类的食物同吃,这样既能增加养分摄入,又有利于减肥。肥胖者在总热能不变的情况下,采取少食多餐的进食方式比少餐多食更有利于减肥。研究表明,将同样多的食物分成5次以上吃,比起一日三餐,养分摄取不受损失,但体内产生的热能要少得多。至于摄足微量营养素,科学家发现,维生素B_1、维生素B_6与烟酸

怎样防治少儿肥胖

等,是脂肪分解的"催化剂",钙、铁、锌等无机元素也是体内热能转换的必需物质。

脂肪不一定是肥胖的孪生兄弟,其实脂肪在减肥过程中不总是充当反面角色,有些人认为只有与脂肪"绝缘"才能获得苗条的体形。医学专家认为,食用的脂肪不仅不会很快在体内转化为脂肪储存起来,而且脂肪的分解还能在一定程度上抑制脂肪在体内的合成,含有单一非结合性脂肪的玉米油和橄榄油,具有降低低密度脂蛋白的作用,是减肥健美的理想食用油。另外,脂肪类食品耐消化、扛饿,食后可减少对淀粉类食物及零食的摄取,对减肥有着积极作用。按人体需要,每人每天需50克左右的脂肪供应,营养学家认为,食用70%的植物油、30%的动物油比较适宜,肥胖者应尽量避免食用动物脂肪。

为帮助减肥健身人士日常膳食安排,下面推荐热能在7 530千焦左右、1周的食谱安排,只减脂肪,不瘦体,不减体力,当然还需不忘运动,适时调整,按量操作,灵活运用,贵在坚持。

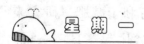

1. 早餐 馒头50克,蒸地瓜50克,小豆米粥,香菜双丝。

第一章　从肥胖开始说

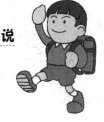

小豆米粥

【材料】 赤小豆、糯米各 15 克,小米 10 克。

【做法】 锅中加入少量水,下豆煮熟,再加水,下米,熬煮成粥。

香菜双丝

【材料】 胡萝卜、白萝卜各 150 克,香菜 50 克,辣椒油 5 克,食盐、酱油、醋各适量。

【做法】 香菜切段;胡萝卜、白萝卜切丝。将胡萝卜丝盛碗内,加食盐腌 5 分钟,再加入白萝卜丝同腌 5 分钟,挤去大部分水分,抖撒放盘内,加入酱油、醋、辣椒油拌匀,撒上香菜段即可食用。

2. 午餐　双冬肉包 6 个,木耳菠菜面,海带拌香干。

双冬肉包

【材料】 面粉 100 克,猪肉、冬笋、水发冬菇各 20 克,香油 2 克,葱、姜、食盐、酱油、干酵母各少许。

【做法】 冬笋、冬菇、葱、姜切末;猪肉剁成肉茸,加入冬笋末、冬菇末、食盐、酱油和少量清水,搅匀,放葱末、姜末、香油,拌匀成馅。面粉加干酵母用水和匀,面揉透,

怎样防治少儿肥胖

旺火蒸10分钟,制成包子即可。

木耳菠菜面

【材料】 水发木耳15克,菠菜75克,细面条30克,植物油3克,料酒、食盐、味精、酱油各少许。

【做法】 锅上火,注入油烧热,烹入料酒、酱油,加清水烧沸,煮面条,九成熟时,放菠菜、水发木耳、味精、食盐,开锅停火,盛2碗。

海带拌香干

【材料】 水发海带50克,豆腐干、青椒各25克,香菜2克,香油2克,食盐、味精、醋各少许。

【做法】 豆腐干、海带、青椒切丝;香菜切段。锅置火上,加水烧沸,海带丝下锅烫透,捞出,沥干。食盐、味精、辣椒油、醋浇在豆腐丝和海带丝上,撒上青椒丝和香菜段,拌匀即可。

3.晚餐 豆沙包1个,汤团5个,雪菜冬笋、猕猴桃150克。

豆沙包

【材料】 面粉50克,豆沙馅20克。

【做法】 面发好后放入适量碱液,揉匀,将豆沙馅包

第一章 从肥胖开始说

入发好的面中,蒸熟即可食用。

汤　团

【材料】 糯米粉50克,豆沙馅20克。

【做法】 糯米粉加水揉匀揉透,直至光滑有韧性,搓成长条,揪成剂子,将剂子捏成形似锅状后,包入豆沙馅,捏牢收口。将水烧沸,投入汤团,并用勺子轻轻搅动不使汤团粘连;当汤团浮于水面时,加冷水少许,再煮至汤团又浮起呈深玉色、有光泽时即熟,带汤盛入碗中。

雪菜冬笋

【材料】 冬笋30克,咸雪里蕻15克,葱5克,植物油5克,酱油、味精、料酒各少许。

【做法】 冬笋去掉外表皮、根,切两半,开水煮透,捞出控净水,切成斜刀片;雪里蕻用水泡淡,切末。锅加油,葱爆锅,加冬笋、雪里蕻略炒,加酱油、味精、料酒炒好,即可出锅。

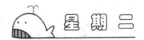
星期二

1. 早餐　油条,豆浆,拌藕片。

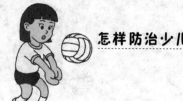

怎样防治少儿肥胖

拌藕片

【材料】 藕50克,香油2克,花椒、姜丝、食盐、醋各少许。

【做法】 藕去皮,切薄片,入开水氽一下,捞出,凉透,沥干,入盘,加姜丝、食盐、醋。锅上火,注入油炸花椒,捞弃花椒,把油浇在藕片上。

2. 午餐 蒸米饭150克,香菇焖鸡,沙锅白菜,虾子炝芹菜。

香菇焖鸡

【材料】 鸡块50克,猪肉20克,水发香菇20克,植物油、料酒、葱、姜、大料、花椒、食盐各少许。

【做法】 锅中加油,花椒、大料炸香,葱、姜爆锅,倒入鸡块、肉片、香菇煸炒,烹料酒,加食盐,倒入适量清水,烧沸后转小火,焖至鸡块酥烂即成。

沙锅白菜

【材料】 白菜50克,蘑菇20克,香油2克,葱丝、姜末、食盐、花椒水、味精各少许。

【做法】 白菜切条,蘑菇一切为二。沙锅放白菜、蘑菇,添汤,放食盐、花椒水、葱丝、姜末,盖上盖,旺火烧开,文火炖15分钟,放入味精、香油即可。

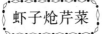

【材料】 芹菜50克,虾子5克,植物油5克,花椒、食盐、味精各少许。

【做法】 芹菜切段,放开水中烫一下,捞出控净水分,加入食盐、味精拌匀。大勺放油,炸花椒,把虾子略炒一下,倒入芹菜里拌匀。

3.晚餐 小窝头,鸡块汤面,炒杂素,鲜枣若干。

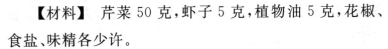

【材料】 玉米面50克,黄豆面15克。

【做法】 玉米面、黄豆面一起入盆,加温水慢慢揉和,使面团柔韧有劲,搓成圆条,揪成3个剂,捏成窝头,蒸10分钟即可。

鸡丝汤面

【材料】 面条、鸡丝各30克,香油1克,葱、姜、料酒、食盐、味精各少许。

【做法】 沙锅上火,下鸡块,加清水、葱段、姜片、料酒,烧沸后放面条煮开后,加入鸡丝,煮沸2分钟后,加食盐、味精、香油即可。

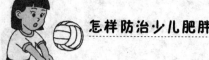

怎样防治少儿肥胖

炒杂素

【材料】 芹菜50克,萝卜20克,土豆20克,豆腐干10克,金针菜10克,植物油5克,葱、姜末、食盐各少许。

【做法】 芹菜切段;豆腐干、萝卜、土豆切丝;金针菜泡软,切段。锅放火上,加油,油热时下葱、姜末,煸炒出香味后放萝卜丝、土豆丝,略炒几下,放豆腐干、金针菜、芹菜,加食盐炒约半分钟即成。

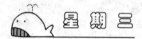

1. 早餐 花卷50克,小米粥,鸡蛋1个,芹菜拌腐竹,辣油银耳。

小米粥

【材料】 小米30克。

【做法】 小米洗净,入锅,加水,旺火煮开改小火,煮烂成粥。

芹菜拌腐竹

【材料】 芹菜50克,水发腐竹20克,水煮花生仁10克,香油2克,味精、酱油、醋各少许。

第一章 从肥胖开始说

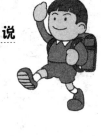

【做法】 芹菜焯熟,切丝;腐竹泡发,切丝,码在芹菜、花生仁上,味精用水化开,同酱油、醋一起浇在腐竹、芹菜、花生仁上,加香油拌匀即可。

香油银耳

【材料】 银耳20克,香油5克,食盐少许。

【做法】 银耳冷水泡发,用开水泡半小时,凉透,掰成小块,挤干,入盘撒食盐,浇入香油,拌匀即可食用。

2. 午餐 温拌面,蒜苗炒牛肉,拌藕丝,炒素三丝,三鲜冬瓜汤。

温拌面

【材料】 面条100克,黄瓜丝50克,火腿5克,咸香椿2克,香油1克,酱油、醋各少许。

【做法】 火腿、香椿切末,把酱油、醋、香油放入小碗内对成汁。面条煮熟过温水,捞入碗内,放入黄瓜丝、火腿末、香椿末,浇上兑好的汁即成。

蒜苗炒牛肉

【材料】 蒜苗50克,牛肉20克,香油1克,花生油5克,味精、料酒、酱油、食盐各少许。

【做法】 蒜苗切段；牛肉切丝。炒锅置火上，锅内加油，烧热，放牛肉丝煸炒，加清汤、料酒、酱油、食盐，牛肉炒熟，下蒜苗翻炒，放味精，淋上香油即成。

拌藕丝

【材料】 鲜藕50克，山楂糕10克，白糖5克，醋少许。

【做法】 藕及山楂糕切丝，藕丝用开水烫透，捞出，控水。将醋、白糖对成汁。藕丝入盘，山楂糕放藕丝上，码成塔形，把兑好的汁浇在藕丝上即成。

炒素三丝

【材料】 香菜10克，冬笋30克，胡萝卜50克，植物油5克，食盐、味精各少许。

【做法】 胡萝卜、冬笋切细丝；香菜切段；胡萝卜丝焯一下捞出，沥水。炒勺置火上，加油烧热，煸笋丝、胡萝卜丝、香菜，放食盐、味精、清汤翻炒，装盘即成。

三鲜冬瓜汤

【材料】 水发冬菇15克，番茄25克，熟笋10克，冬瓜50克，绿叶菜25克，食盐、味精各少许。

【做法】 水发冬菇、熟笋切片，番茄切块，绿叶菜切

第一章 从肥胖开始说

条,冬瓜切片。锅加汤,下冬菇、熟笋、冬瓜、绿叶菜、鲜番茄、食盐、味精,汤汁烧沸,盛入汤碗。

3. 晚餐 什锦素菜包,玉米面粥,韭黄蛤肉,橘子1个。

什锦素菜包

【材料】 面粉60克,豆腐20克,白菜80克,水发黄花菜10克,水发香菇10克,冬笋10克,香油2克,食盐、味精、干酵母各少许。

【做法】 白菜剁碎,挤水;豆腐、黄花菜、香菇、冬笋切丁,入白菜,加香油、味精、食盐,拌匀。面粉加少许干酵母和成面团,发好,揉透,制成4个面剂,包入馅,上锅蒸熟。

玉米面粥

【材料】 玉米面20克。

【做法】 玉米面加水搅匀成糊状,下沸水锅中,边煮边搅,煮至粥稠。

韭黄蛤肉

【材料】 蛤蜊30克,韭黄50克,水发香菇15克,青椒10克,植物油5克,料酒、食盐、味精、水淀粉各少许。

怎样防治少儿肥胖

【做法】 蛤蜊入沸水焯一下,将蛤蜊肉剥出,沥干水分;韭黄切段;泡椒切成指甲片状。沙锅上火,放油烧热,蛤蜊肉入锅稍煎,韭黄、香菇、青椒下锅煸炒,烹入料酒,加入食盐、味精,用水淀粉勾芡,起锅装盘。

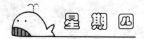

星期四

1. 早餐 炒饼50克,豆腐脑50克,香菜炒土豆。

香菜炒土豆

【材料】 土豆50克,香菜5克,葱头10克,植物油5克,食盐各少许。

【做法】 土豆切片;香菜和葱头切末。锅内注入油烧热,下土豆炒至快熟时,放入葱头、香菜末和辣椒粉,炒熟,撒食盐调好口味即成。

2. 午餐 二米饭,鲜蘑菇炖大虾,炒鸡丝韭黄,冬瓜汆牛肉丸子。

二米饭

【材料】 小米、大米各25克。

【做法】 小米、大米淘洗干净,放入盆中,加水,上屉旺火蒸约40分钟即可出锅,分两份。

第一章 从肥胖开始说

鲜蘑菇炖大虾

【材料】 鲜蘑菇15克,大虾20克,香菇丝、葱丝各5克,香油2克,姜片、料酒、味精、食盐各少许。

【做法】 大虾去头剥壳,洗净后沥干水分;鲜蘑菇切块,放沙锅内,加大虾、香菇、清汤、料酒、食盐、味精、葱、姜,烧透,淋香油。

炒鸡丝韭黄

【材料】 鸡肉25克,韭黄100克,植物油5克,料酒、葱、姜、食盐、味精各少许。

【做法】 鸡肉、葱、姜切细丝;韭黄切段。炒勺加油,烧热,下鸡肉、葱、姜煸炒,烹料酒、清汤翻炒几下,放韭黄、食盐、味精,炒匀即可盛盘。

冬瓜氽牛肉丸子

【材料】 冬瓜100克,牛肉50克,香菜、葱、姜、食盐、酱油各少许。

【做法】 冬瓜切片,牛肉剁碎;葱、姜切成碎末,与酱油、牛肉调和均匀;香菜切段。锅内加水,旺火烧开,加食盐、冬瓜煮开,将调好的牛肉挤成丸子入锅,丸子全部浮起,撒上香菜即可食用。

3. 晚餐 油菜水饺,红枣木耳汤,橄榄100克。

油菜水饺

【材料】 面粉100克,油菜25克,玉兰片25克,香油2克,食盐、味精各少许。

【做法】 油菜烫一下,剁碎,挤水;玉兰片剁碎和油菜一起入盆,加香油、食盐、味精,拌匀。面粉加水和成面团,揉匀,静放片刻,搓长条,揪剂子,擀皮,包馅,入开水煮熟。

红枣木耳汤

【材料】 红枣5克,水发木耳25克。

【做法】 水发木耳撕小片,红枣去核,同放锅中,注入适量清水,煮至红枣、木耳熟透,盛入碗中即可食用。

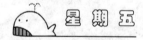
星期五

1. 早餐 面包50克,牛奶250克,咸鸭蛋半个,豆腐干拌小白菜。

豆腐干拌小白菜

【材料】 豆腐干15克,小白菜50克,红柿子椒50

第一章 从肥胖开始说

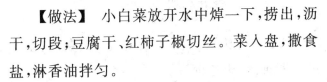

克,香油2克,食盐少许。

【做法】 小白菜放开水中焯一下,捞出,沥干,切段;豆腐干、红柿子椒切丝。菜入盘,撒食盐,淋香油拌匀。

2. 午餐 雪里蕻肉丝面,山药糕1块,香菇鸡块,虾仁炒白菜。

雪里蕻肉丝面

【材料】 面条50克,雪里蕻25克,猪肉25克,竹笋25克,熟猪油3克,香油1克,料酒、味精、食盐各少许。

【做法】 雪里蕻切细末;猪肉、竹笋切细丝。炒锅置火上,加熟猪油烧热后倒入肉丝,炒至变色时,加料酒炒几下,放雪里蕻、笋丝炒熟,加味精、食盐,盛出。锅中放水烧开,下面条,用筷子拨散,大火煮开,面条浮上水面时即捞出,面上浇上雪里蕻肉丝,即可食用。

山药糕

【材料】 山药100克,糯米粉50克,干枣、去心莲子各50克。

【做法】 干枣、去心莲子浸泡;山药煮熟,去皮剁泥,加糯米粉拌匀,放入笼屉抹平,枣、去心莲子放上面,蒸10分钟即熟,切10块。

怎样防治少儿肥胖

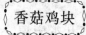
香菇鸡块

【材料】 鸡块50克,水发香菇25克,白萝卜25克,葱、姜、酱油、食盐各少许。

【做法】 萝卜切块;葱切段;姜切片。锅加水,入葱、姜、鸡块、香菇、酱油、食盐,烧沸后转小火,快熟时放萝卜,焖至鸡块酥烂即成。

虾仁炒白菜

【材料】 虾仁10克,白菜25克,植物油5克,姜、食盐、味精各少许。

【做法】 白菜切块,虾仁泡开,姜切片。烧热油锅,煸炒姜片至微黄时放入虾仁及白菜,旺火急炒至八成熟放入食盐,最后加味精出锅入盘即成。

3. 晚餐 青团,牛肉粳米粥,炒双冬,梨1个。

青　团

【材料】 糯米粉75克,青菜叶20克,豆沙70克。

【做法】 青菜叶捣烂取汁,倒入糯米粉,揉匀,制成10个剂子,包入豆沙,蒸10分钟左右。

第一章 从肥胖开始说

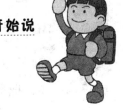

牛肉粳米粥

【材料】 牛肉、粳米各25克,五香粉、食盐各少许。

【做法】 牛肉切薄片。粳米洗净,加水适量与牛肉片共煮至熟,加入五香粉和食盐拌匀即成。

炒双冬

【材料】 水发冬菇50克,熟冬笋25克,植物油5克,食盐、酱油、料酒、味精、水淀粉各少许。

【做法】 熟冬笋切条,水发冬菇去蒂洗净。将锅洗净置旺火上,放油,加熟冬笋、冬菇煸炒后,放食盐、酱油、料酒继续煸炒,使之入味。再加汤,待烧透后,放味精,用水淀粉勾芡,装盘即成。

星期六

1. 早餐 薄饼,葱25克,甜面酱5克,素什锦50克,葱油银芽,胡萝卜粥。

薄饼

【材料】 面粉100克,熟菜油少许。

【做法】 面粉加沸水和成烫面团,揉透后分成4个剂子,擀成薄圆饼。平底锅置旺火上烧热,刷一点油,把薄饼生剂子摊入锅中,烙至表面起泡时翻身再烙,至两面都有芝麻状的焦点即熟。

葱油银芽

【材料】 绿豆芽 25 克,小葱 10 克,植物油 3 克,食盐、味精各少许。

【做法】 绿豆芽焯熟,捞出,沥尽水分,入盘,并用食盐、味精拌匀。油烧热,葱爆香,将葱油浇在绿豆芽上,吃时稍加拌匀即可。

胡萝卜粥

【材料】 胡萝卜 25 克,小米 20 克。

【做法】 胡萝卜切块,与小米一同煮成粥。

2.午餐 香干雪花水饺,酱牛肉 25 克,卤猪肝 25 克,扒鸡块 50 克,酸奶 200 克。

香干雪菜水饺

【材料】 面粉 100 克,雪菜 50 克,香干 25 克,香油 1 克,食盐、味精各少许。

【做法】 香干剁碎;雪菜剁碎,挤水,与香干、食盐、味精、香油拌匀。面粉加水,和成面团,揉匀揉透,搓长

第一章　从肥胖开始说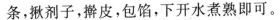

条,揪剂子,擀皮,包馅,下开水煮熟即可。

3.晚餐　三丝汤面,虾皮炒韭菜,香蕉1根。

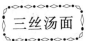

【材料】　面条100克,猪肉25克,冬笋25克,姜、食盐、味精各少许。

【做法】　猪肉、冬笋切丝。锅中加水,入猪肉、冬笋、姜片,煮开后改小火,煮至肉烂,放入面条,用筷子拨散,煮熟后放食盐、味精,盛入碗。

虾皮炒韭菜

【材料】　虾皮10克,韭菜100克,植物油5克,食盐、味精各少许。

【做法】　韭菜切段。锅内放油烧热,入虾皮炸一下,随后下韭菜及食盐,用旺火急炒,放味精,出锅装盘即可。

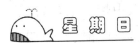

1.早餐　豆沙包,百果元宵,煮鸡蛋1个,豆腐丝拌白菜。

怎样防治少儿肥胖

豆沙包

【材料】 面粉60克,豆沙馅40克。

【做法】 面发好后放入适量碱液,揉匀,制成剂子,将豆沙馅等份包入,蒸熟即可。

百果元宵

【材料】 糯米粉45克,面粉5克,红枣10克,核桃仁5克,花生仁5克,芝麻5克。

【做法】 红枣去核,切细,捣成泥;核桃仁、花生仁碾碎。枣泥、核桃仁、花生仁、芝麻加面粉、水,拌和揉成团,即成馅心。糯米粉加水和匀,制成剂子,包馅心,入沸水中火煮,元宵浮出水面后稍煮即成。

豆腐丝拌白菜

【材料】 白菜50克,豆腐丝50克,香油2克,食盐、味精、酱油、醋各少许。

【做法】 白菜切丝;豆腐丝在开水中焯一下,捞出沥干水分,放在白菜丝上,放食盐、味精、酱油、醋、香油调匀即成。

2. 午餐 蒸米饭300克,清炖鲫鱼,虾皮菠菜汤,海带炒豆芽。

第一章 从肥胖开始说

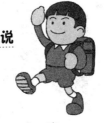

清炖鲫鱼

【材料】 鲫鱼、冬瓜各50克,冬笋、香菇各15克,豌豆苗30克,海米5克,香油2克,料酒、姜片、葱段、食盐、味精各少许。

【做法】 鲫鱼去鳞、鳃,剖腹去内脏洗净,在鱼身两侧上刀纹;冬笋、香菇、冬瓜切薄片。鱼入锅,加水、料酒、葱、姜,煮沸后转小火炖至鱼熟,入冬笋、香菇、冬瓜、海米、豌豆苗,加食盐、味精,转旺火烧沸,捞出葱段、姜片,淋入香油,盛入汤碗。

虾皮菠菜汤

【材料】 菠菜50克,虾皮3克,植物油5克,姜、食盐、味精各少许。

【做法】 菠菜切段,姜切片。烧热油锅,煸炒姜片,然后放菠菜翻炒,放入虾皮,加入高汤、食盐,汤开后放入味精,出锅即可食用。

海带炒豆芽

【材料】 水发海带、黄豆芽各50克,植物油5克,食盐少许。

【做法】 海带切丝。锅放油,油热放豆芽,煸炒至六成熟,加海带丝、食盐炒至豆芽熟,即可起锅。

3.晚餐 牛肉蒸包,小米粥,素炒油菜,苹果1个。

牛肉蒸包

【材料】 面粉50克,牛肉20克,韭菜20克,香油3克,葱、姜、食盐、酱油各少许。

【做法】 面粉加水和发酵粉调好后发好待用。把肉剁成泥,韭菜切碎,加入香油、酱油、葱末、姜末、食盐调好,碎菜肉泥作料共调成馅。将面团分成4份,做成包子皮(中间要厚,周边宜薄),包入馅后捏成包子,放入屉中大火蒸约12分钟即可食用。

小米粥

【材料】 小米20克。

【做法】 小米洗净,加水适量,先大火后小火熬煮成粥。

素炒油菜

【材料】 油菜100克,虾皮5克,植物油5克,葱、姜、食盐、味精、淀粉各少许。

【做法】 油菜切段,用开水烫一下,捞出控水。炒锅

第一章 从肥胖开始说

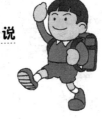

加油,烧热下葱、姜、虾皮略炒一下,加鲜汤,放油菜、食盐、味精,熟后用淀粉勾芡,出勺即可。

(二)食疗

随着我国经济不断发展,人们物质生活水平提高的同时,各种各样的疾病也找上门来。据调查,我国大城市超重率与肥胖率分别高达30%和12.3%,儿童肥胖率达8.1%。而肥胖、动脉硬化都是高血压、冠心病等心血管疾患的重要危险因素。可见肥胖要治疗,食疗减肥便是一绝,下列食疗减肥方任君尝:

1. 冬瓜汤或冬瓜粥 连皮带子冬瓜500克,洗净后加陈皮15克,生姜片10克同入锅,加水500毫升,煮熟后吃冬瓜喝汤,一天吃完且常吃。因冬瓜含丙醇二酸,可抑制糖转化为脂肪,并通过利尿减轻体重,因为皮和子的效果最好,所以要连皮带子用;陈皮、生姜有解油腻,化脂肪的功效,常吃本方,并少进肉食,减肥作用明显。冬瓜减肥的食疗亦可将100克粳米洗净后连同80~100克新鲜冬瓜洗净切成的小片同放锅内加水熬粥,每日2~3次,不可放盐。或用冬瓜皮50克,蚕豆60克,清水3碗煎至1碗,去渣饮用。

2. 萝卜汤 红、白萝卜各250克,洗净切块,生姜10克,加水煮熟,食盐调味,饮汤吃萝卜。

怎样防治少儿肥胖

3. 醋泡黄豆 用清水把黄豆洗净,晒干或烘干,倒在锅里用小火炒25～30分钟,豆成金黄色,找一个广口瓶,把已放凉的黄豆放入,然后加满食醋,把瓶子放入冰箱存放5～6日,每日早晚分别吃5～6粒。

4. 荷叶粥 鲜荷叶1张(切块),水煎取汁,加入大米50～100克,冰糖适量共熬粥食用。本品可作主食,每日1次,宜常食。或先将1张新鲜荷叶,30克茵陈洗净煎汤,去渣取汁,与100克粳米及适量白糖共煮粥,供早晚餐温热食用。

5. 赤小豆鲤鱼汤或加味赤小豆粥 赤小豆150克,鲤鱼1条(去内脏),加水适量煲汤,食盐调味食用。亦可先将适量赤小豆、薏苡仁冷水浸泡半日后,同100克粳米煮粥,早、晚餐温热食用。

6. 薏苡仁杏仁粥 薏苡仁30克,杏仁10克,加水适量煮粥,冰糖调味,每日1次,宜常食用。

7. 凉拌黄瓜 将鲜黄瓜150克切片,加食盐1.5克,蒜泥1.5克,辣椒油5克,醋3克拌匀,佐餐食用;也可于饭前单吃鲜黄瓜150克,从而减少吃其他食物的量。黄瓜与冬瓜都含丙醇二酸,故可抑制糖类转化为脂肪,且含钾高于冬瓜,也可利尿减肥。

8. 鲜拌莴苣 将250克莴苣削皮洗净,切成细丝,加适量食盐,拌匀后去汁,再加入料酒、味精拌匀后食用。

第一章 从肥胖开始说

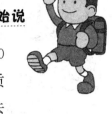

9. 盐渍三皮 西瓜皮200克,冬瓜皮300克,黄瓜皮400克,操作时将西瓜皮的外皮蜡质层去除洗净,冬瓜皮去外皮绒毛后洗净,黄瓜去瓤后冲洗净,分别用不同的火候煮熟,切成长方形条状,用旺火加植物油略煸炒一下,放入容器内用适量食盐腌12小时,再撒入味精即可食用。

10. 茯苓饼 将茯苓粉、米粉、白糖与适量清水调成糊状,平底锅内放入少许植物油,油热后摊放些面糊,用微火,煎烙成薄饼食用。

11. 防己黄芪粥 防己10克,黄芪12克,白术6克,甘草3克,共加水煎煮取汁去渣,加入粳米50克煮粥,每日1～2次温热食用。

12. 决明子山楂粥 草决明15～30克,山楂30克,先将此二味入沙锅煎取浓汁,去渣,加入100克粳米和适量白糖煮粥,两餐间当点心食用,不宜空腹吃,7～10日为1个疗程。

13. 牵牛子粥 500克粳米煮粥,待煮沸后放入1克牵牛子粉及2片生姜,继续煮成稀粥,每日1次,用量可由小渐增。

14. 柴胡白茯苓粥 柴胡6克,白芍、乌梅、白茯苓、荷叶、泽泻各10克,共6味药煎煮,去渣取汁,加入100克粳米煮粥,最后调入适量白糖,每日2次温热食用。

15. 豆豉鳞鱼土豆松 50克豆豉鳞鱼（超市有售）切成粗丝，300克土豆切成细丝，青辣椒1个，红辣椒1个，均顶刀切圆圈。锅内放油，烧至七成热时入土豆丝炸至松脆金黄色捞出，锅留底油入豆豉鳞鱼粗丝、青椒圈、红椒圈、蒜茸，炸香后烹料酒，加食盐、糖、味精及炸好的土豆丝，翻匀即可食用。

16. 白灼芥蓝 将500克嫩芥蓝择去老叶，取其细嫩的茎心部洗净，入沸水焯一下，捞出在盘中码整齐，上撒红椒丝，加入50克辣酱油、少许清汤及料酒、味精，另将50克香油入锅，烧热至八成时，淋在芥蓝上即可食用。

（三）蔬菜和水果减肥有功效

不少蔬菜含有某些特定成分，有的可抑制体内的糖类物质转化为脂肪，有的能促使体内脂肪进行新陈代谢，减少脂肪在皮下的聚集，从而使正常人不发胖，肥胖者可减肥。

进餐前20～40分钟吃一些水果或饮用1～2杯果汁，可以防止肥胖，这是因为水果或果汁中富含果糖和葡萄糖，可快速被机体吸收，满足机体对血糖的紧迫"渴求"，况且水果中的粗纤维在体内无法吸收，可让胃部有填塞胀满之感，有效缓解机体各"部件"因急需营养物质而出现的饥不择食或狼吞虎咽。再者，餐前进食水果，可

第一章 从肥胖开始说

显著减少对脂肪性食物的需求,并间接地阻止了过多脂肪在体内积存的不良后果。

1. 冬瓜 含水分高,热能很低,含有的粗纤维、胡萝卜素、维生素 B_1 与维生素 B_2,以及抑制淀粉和糖类转化为脂肪的化合物,有明显的利尿作用,在清理内环境和去掉人体内多余脂肪方面,功效显著。

2. 白萝卜 含热能甚低,而且含有能促进脂肪类物质更好地进行新陈代谢的酶类物质,避免脂肪在皮下堆积。据媒体报道,某君坚持每天生吃半个白萝卜,约半年时间,腰带退回三个扣眼,啤酒肚不见了,体重减轻了6.5千克。

3. 红薯 含有较多纤维素,可减少皮下脂肪堆积。

4. 大豆及豆制品 含有丰富的不饱和脂肪酸,能分解体内的胆固醇,促进脂质代谢,使皮下脂肪不易堆积。豆腐可取代高脂肪肉类,使体重下降加快。豆腐经过冷冻,能产生一种酸性物质,这种酸性物质可吸收人体胃肠道及全身组织的脂肪,有利于脂肪排泄,从而使体内积蓄的脂肪不断减少,又因冻豆腐的孔隙多、营养丰富、热能又少,不会造成明显的饥饿感,是肥胖者理想的减肥食品,但冻豆腐内的酸性物质能破坏人体的脂肪和其他营养素,故消瘦者不宜常吃冻豆腐。

5. 豆芽 含水分多,被身体吸收后产生热能低,尤以绿豆芽最为显著,不容易形成脂肪而堆积于皮下。

6. 土豆 含热能较低,仅为大米或面粉的20%,仅含0.1%的脂肪,仅为大米或面粉的7%左右,是所有充饥食物望尘莫及的。每天多吃土豆可以减少脂肪的摄入,使体内多余脂肪得以分解,所以土豆已成为世界性的减肥食品,况且营养丰富又较全面,减肥者把土豆作主食,每日坚持一餐只吃土豆,如煮土豆、炸土豆条或煎土豆饼等,长期下去,对预防营养过剩或减去多余脂肪十分有效。

7. 黄瓜 含有丙醇二酸,能抑制体内的糖类物质转化为脂肪,从而可有效地减少体内脂肪的堆积。胖人把黄瓜洗干净当水果吃,每日生吃250克以上,坚持多日,有明显的减肥作用。

8. 韭菜 含有较多的纤维素,可促进肠的蠕动,增强通便作用,减少其他物质在肠道停留的时间,减少肠道对脂肪的吸收,有利于减肥。

9. 苦瓜 含有高效清脂素,可抑制胃肠对脂肪的吸收,加速脂肪分解。

10. 辣椒 除含营养物质外,还含辣椒素,辣椒素能促进脂质代谢,抑制脂肪在体内蓄积。经常吃辣椒,可使体内新陈代谢的速度提高1/4,从而使体内热能更快地消耗。

第一章 从肥胖开始说

11. 西芹 含热能最低。

12. 蘑菇 含热能非常低。

13. 菠菜 含丰富铁质,能加速新陈代谢。

14. 芥菜 有助于去掉人体内的脂肪,利于保持苗条的身材。

15. 胡萝卜 富含果胶酸钙,与胆汁酸磨合后从大便排出,从而促使血液中胆固醇的水平降低,对减肥有益。

16. 大蒜 含硫化物的混合物,可减少血中胆固醇并阻止血栓形成,有助于增加高密度脂蛋白。

17. 洋葱 含有烯丙基二硫化合物及少量的硫氨基酸,可降血脂,常吃减肥效果好。

18. 海带 富含牛磺酸及食物纤维藻酸,可降低血脂及胆汁中的胆固醇。

19. 燕麦 含有丰富的亚油酸和皂苷素等。

20. 玉米 含丰富的钙、磷、硒和卵磷脂、维生素E等,具有降低血清胆固醇的作用。况且玉米含脂肪、蛋白质较少,又缺乏一种人体必需的氨基酸,而难以合成蛋白质,因而有利于营养过剩的肥胖者食用。在日常膳食中如适量喝玉米粥、吃玉米面窝头、玉米饼等,长期坚持,可保持标准体重。

21. 大葱 多吃大葱是减肥的灵丹妙药,这是因为大葱中的有机硫除了有辛辣的刺激味,还能刺激肾上腺素

怎样防治少儿肥胖

(激素的一种)的分泌,促进脂肪分解,消耗更多的脂肪。

22. 葵花子 含热能较低,富含维生素 B_2、维生素 E 及多种氨基酸,可减少脂质和胆固醇在动脉管壁上的沉积,多吃可减肥。

23. 苹果 肥胖者减肥常苦无良策,不妨吃吃苹果,最好吃甜苹果(治疗便秘吃熟苹果,治腹泻吃生苹果,糖尿病吃酸苹果)。大家都知道,人们的食欲是由大脑控制的,当中枢神经发出"要吃、想吃"的指令时,就会变得很贪吃,若吃上 2～3 个苹果的话,大脑就会发出"肚子饱了"的指令,苹果的热能低,无论吃多少,都不会比日常生活所摄取的热能多。总之,因苹果含丰富的果胶、维生素和可溶纤维,无胆固醇或饱和脂肪酸,常吃多吃,血液中有害的胆固醇会降低,而有益的胆固醇水平会升高,难怪吃苹果可减肥已得到众多人士的共识。

24. 山楂 具有消食散瘀、降血脂和消除体内脂肪的积极作用。

25. 葡萄 含白藜芦醇,能降低胆固醇。

26. 香蕉 含丰富的维生素 C,节食不用饿肚子。

27. 西柚 所含成分可溶解体内脂肪和胆固醇。

第一章 从肥胖开始说

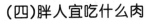

(四)胖人宜吃什么肉

肉类中含有较多的脂肪和较高热能,据统计,100克猪肉所含热能为1 285千焦,羊肉为736千焦,牛肉1 297千焦,鸭肉766千焦。很多减肥人士不得已成了谈肉色变的素食主义者,面对满桌美味,却只能把筷子伸向蔬菜,减肥简直成了一种折磨!

然而,鸡肉、兔肉、鱼肉、牡蛎肉,以及猪瘦肉、牛肉含脂肪极少,可让减肥人士"开荤"。

1. 鸡肉 每100克鸡肉含蛋白质23.3克,脂肪仅1.2克,热能435千焦,比各种畜肉低得多。但应注意3点:①用牛油高温油炸的鸡肉热能极高,不仅不能减肥,还会增肥。②鸡胸肉才是整鸡中热能和脂肪含量最低的部位。③鸡肉必须去掉鸡皮和可见脂肪油块,才能成为真正的减肥食品。

2. 兔肉 每100克含蛋白质21.5克,脂肪仅0.4克,含胆固醇较少,每百克只有83毫克,含有丰富的卵磷脂,营养价值较高,是胖人比较理想的肉食。

3. 鱼肉 含有多种不饱和脂肪酸,具有很好的降胆固醇作用,胖人吃鱼肉好。

4. 牡蛎 富含微量元素锌及牛磺酸等,尤其是牛磺酸可促进胆固醇分解,有助于降低血脂水平,减肥效佳。

怎样防治少儿肥胖

5. 猪瘦肉 文火炖2~3小时去脂后,脂肪含量更低,只是别喝肉汤。

最后告诉大家饮食减肥诀窍:任何时候不要饿着肚子进商店,否则抗不住美食和推销员的诱惑;就餐前把要吃的东西全放在桌子上,就吃这么多,多一点儿也不行;越美观的食品越容易使人饱,千万不要用手抓食;如果在美味佳肴面前发生动摇,不要摇头也不要发誓,可打开日记本,记下这次过失;参加宴会前,在家先吃点儿东西,上桌时就不会馋涎欲滴;上班的时候带上1个橙子,拿它当做"武器",一旦有谁请你吃生日蛋糕,这个武器就起作用了;吃得越慢,进食越少,开吃以后20分钟,大脑便传递信息,"饱了";每日三餐,一定要吃早饭,否则会更饥饿,而且肚子将把中、晚餐所摄热能转化为脂肪储存;多吃需反复咀嚼的食物;多喝些白开水,既减少饥饿感,又使身体中多余脂肪从汗液和小便中排出;每天把已经吃下去的东西记下,以便控制自己不过量进食。

三、运动减肥方法

以前,人们总以为引起肥胖的主要原因是吃得太好,长期摄入热能过多所致,许多胖人的实践表明,光靠节食来减肥效果并不理想,必须重视锻炼,才能有效地消耗体内多余热能,使自己健美起来。据医学研究和数据分析

第一章 从肥胖开始说

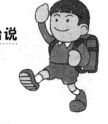

发现,肥胖的主要原因是热能消耗减少,而不是热能摄入增加。因此,加大热能消耗来减肥,体育运动才是正道。但要说明,运动减肥只适用于单纯性肥胖,运动减肥专指减去体内脂肪,而非其他成分(如水分等)。规律性的运动可以降低脂肪固定值,这是由于运动消耗脂肪是以原来贮藏的脂肪为原料,使这些脂肪"燃烧"掉,运动时间越长、越慢,消耗的脂肪就越多。例如,运动30分钟,能利用35%的脂肪燃烧,40分钟可利用50%以上,但快跑消耗掉的几乎全部是糖类,只消耗少数脂肪。还需强调,运动和吃饭、睡觉一样有个"剂量",不可残酷运动。

医学专家认为,运动减肥是有道理的,或者说排汗是通往纤瘦体态的捷径。下面分析一下发汗的机制:人体的水分约占体重的60%,其中细胞(如脂肪细胞等)内的水分是细胞外的2倍,高温环境下,人的躯干、四肢和额部淌汗多来源于细胞外面,水分丢失而脂肪没有减少。运动时出汗就不一样了,除了肌肉在大量产热之外,还引起"脂肪总动员":脂肪转化为脂肪酸,脂肪酸再不断氧化供给热能(这是有氧运动的主要热能来源),脂肪酸在每一次供给热能时都会产生水,长时间运动产生的水就形成了汗,可在躯干、四肢、额部、手掌和跖部冒出汗珠。可见,运动出汗才是真正的消耗热能而减肥。

怎样防治少儿肥胖

运动减肥成功与否要看运动时间和运动强度,有氧运动的前30分钟是由糖原供给热能的,脂肪不参与供给热能,因此基本不减脂;运动30～60分钟是由糖原和脂肪同时参与供给热能,脂肪消耗可达热能的40%～70%;运动60～90分钟,大部分由脂肪供给热能,此时的脂肪消耗可达90%以上。由此看来,运动时间每次以90分钟为宜,安排在饭前1～2小时(即空腹)为好。因为在饥饿状态下,体内脂肪分解,脂肪酸被释放进入血液,能有效地消耗热能,减少脂肪,若在饭后运动则须饭后1小时。运动强度以锻炼时心率在最大心率(最大心率=220-年龄)的50%～60%为佳。最佳的减肥运动是以手脚并用效果最好,如滑雪、游泳等,如正当壮年,可拳击、举重等,消耗脂肪特别有效。

减肥者每周参加3～4次的散步、跑步、打乒乓球、游泳等有氧运动,做到持之以恒,减肥方有较好效果。医学专家告诉我们,消耗14 640千焦热能可减轻体重0.5千克,有规律且经常性的运动,刚开始一段时间体重可能反而增加,原因是身体中的肌肉比例在增加,脂肪比例在减少,肌肉比脂肪重,从衣服的尺寸在减少可得到证明。经过一段时间的运动,身体情况改善,体格也越来越强壮。事实上,坚持运动的结果是体内的脂肪被肌肉代替,肌肉中有一种特殊酶,运动中消耗的热能越多,肌肉越多,这

第一章 从肥胖开始说

种酶也就越多,脂肪的含量下降得更多,这是一个有益的良性循环。

说到底,减肥的实质含意是减去体内脂肪,运动减肥的本质是使脂肪变成脂肪酸,在消耗热能的过程中,因细胞内水分的丧失而发汗,体内脂肪减少了,也就达到减肥效果。总之,心理要健康,饮食调理好,坚持有规律的适度运动,那么体态轻盈健美的身体就一定会实现。

(一)运动方法

1. 步行 开始步行时,机体消耗的只有糖类,如果每次持续步行1小时左右,脂肪也被分解参与热能代谢,当行走2小时左右,脂肪分解会明显增加。在步行速度上,一般不低于每分钟140步,只有快步走才能真正达到消耗脂肪的目的。研究表明,每小时2~3千米的匀速散步所消耗的热能只有快步走的1/5。步行姿势宜头微扬,上身稍稍前倾,肩膀放松,背部挺直,腹部微收,脚跟先着地,双臂自然摆动,呼吸均匀,精神集中,如能模仿竞走姿势,效果更佳。当然,步行减肥的运动量宜逐渐加大,贵在持之以恒。

肥胖者散步减肥的最佳时间是饭后45分钟,每日2次,每次1小时,以每小时4.8千米的速度散步,这样可

怎样防治少儿肥胖

使血液内游离脂肪酸充分燃烧,使脂肪细胞不断萎缩,热能消耗大,减肥效果好。

减肥者每日早晚 2 次,每次 1 500～2 000 米进行倒退行走有减肥效果,动作熟练后可加快速度或向后慢跑,这是因为倒走或倒跑比向前走或向前跑消耗的热能多,并能锻炼提高腿部、臀部和腰部肌肉力量,坚持倒走或倒跑能减肥则不言而喻。

2. 慢跑 快速跑步属剧烈运动不能减肥,因为剧烈运动势必造成体内氧气的不足,有碍于脂肪的分解。另外,剧烈运动一般持续时间不长,脂肪来不及燃烧就结束了。而长时间的不太剧烈的慢跑运动,体内不怎么缺氧,因为在有氧的条件下才有利于脂肪分解,在慢跑 20 分钟之后糖原被消耗殆尽,脂肪被大量分解,消耗大量热能,从而达到减肥功效。如果限于运动场地,亦可在家中原地跑步,跑步时全身放松,不要求抬高腿,也不要求手臂用力摆动,只要双足离开地面,完成跑步姿势就可以了。开始时每日跑 300 步,以后逐渐增加跑步时间,达到每日跑步 40 分钟至 1 小时,就可以收到良好的减肥效果。

3. 水中跑 水的阻力是空气阻力的 12～14 倍,在水中跑 45 分钟即相当于陆地上跑 2 小时,水的密度和传热性比空气大,因此水中慢跑时消耗的热能比陆地上多,陆地上全力跑 100 米大约消耗 147 千焦热能,而水中慢跑

第一章 从肥胖开始说

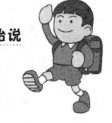

100米要消耗272千焦热能,这些热能的供应需消耗体内的糖和脂肪来补充,于是可以逐渐去掉体内过多的脂肪。想减肥的女性在水中慢跑,不仅可以去除腹部多余的脂肪,而且能够使双腿修长健美。进行水中慢跑运动,身体应垂直悬浮于深水中,鼻孔比水面稍高一些,四肢如水平轮般猛烈划动,像在水中扑腾的鸭子一般最为适宜。水中慢跑要循序渐进,一开始运动量不要过大,心跳速度不应超过每分钟110～130次,以休息和运动交替进行为宜。

4. 爬行 像乌龟般双手双脚着地,抬起腰部,使躯干呈水平状态,向前方、后方、左方、右方等方向运动,应注意爬行时间,双侧手脚一起行动,这种靠腹肌的力量,可有效地除去腹部的赘肉。有趣的是,爬行擦地板既减肥使身材匀称,又擦净了地板,可谓一举两得。

5. 爬楼梯 上楼时要把腿抬高,兼有走和跳两个动作,比在平地上走路的活动量大得多。据专家测定,每爬高1米所消耗的热能相当于散步走28米,在相同的运动时间里,爬楼梯所消耗的热能比慢跑多23%,是散步的4倍,游泳的2.5倍,若循着6层楼的楼梯跑上2～3趟,相当于慢跑800～1 500米的运动量,若爬10分钟楼梯,则要消耗0.8千焦热能。如果一个肥胖者住在4楼,每天上下楼梯5～6次,1年内就可减轻体重3千克。由于爬

怎样防治少儿肥胖

楼梯时脉搏相应加快,需要的热能增多,人的基础代谢加强,促使脂肪转化为热能。所以,爬楼梯是减肥和预防肥胖的有效运动。爬楼梯每次10～15分钟为宜,若体力不错,不防手提重物,并加快登爬速度,效果更佳。

6. 跳绳 从运动量来说,持续跳绳10分钟与慢跑30分钟相差无几,一次跳绳半小时相当于慢跑90分钟。运动时选择草坪、木质地板和泥土地较好,在硬性水泥地上跳绳容易损伤关节。初练者用硬绳,熟练后改为软绳,最好是软硬、粗细适中的绳子。运动时上跃不要过高,初跳可从一次跳10下为起点,第二次跳12下,以后每日增跳20下,坚持每日早晚各1次,双脚并步跳5～10分钟,长期下去,多余脂肪跳没了。真可谓"绳儿荡悠悠,肥胖远逃走"。

7. 跳舞 运动量与慢跑差不多,人们喜爱的扭秧歌是一种小强度、长时间的中等运动量锻炼。通过扭动腰身、摆胯、屈伸膝关节、甩肩等动作,使全身大小肌群得到活动,加快了血液循环。通过多年的扭秧歌,多余脂肪减少,大腹消失,身材变得匀称健美。

8. 游泳 手脚并用进行运动较单用上肢或下肢运动消耗脂肪多,这一点首推游泳。由于水的热导率比空气高25倍,在12℃的水里停留42分钟相当于同一温度在

第一章 从肥胖开始说

陆地上1小时所消耗的热能。经常进行游泳运动,可以逐渐去掉体内过多的脂肪,而不致长得肥胖。胖人如果每日坚持游泳30分钟,饮食有节制,体内堆积的脂肪将会很快消除,显得健美起来。

9. 羽毛球 在场地上不停地进行脚步移动、跳跃、转体、挥拍等动作,从而增大了上肢、下肢和腰部肌肉的力量,加快了全身的血液循环,达到了手脚并用减肥的良好效果。中等强度连续打30分钟羽毛球,可消耗热能628千焦。打球时间以1小时为宜,最好每周打3～4次才能达到较好的减肥效果。

10. 哑铃 双手持哑铃站立,一手前平举与肩同高,另一只手沿体侧下垂,然后两臂于体前上下交替平举哑铃,每分钟做25～30次,使胸部健美;手持哑铃于两肩上,然后下蹲至大腿与地面平行,停留1分钟,长期坚持,使腿部健美。哑铃锻炼每日2～3次,每次3～5分钟,数月后热能消耗较多,减肥效果显著。

11. 推磨 丰衣足食后的健身养体,与其打保龄球减肥,参加"瘦身"运动,还不如在家推推磨,如今"石磨"竟成为减肥健身的时尚品,平时闲来无事,拿出小石磨磨些麦片、玉米、熟花生米、黑芝麻等,磨出来的粉可以用来煮粥、烙饼、嚼食或作汤圆馅心,又活动了身体,消耗脂肪产生热能减肥,真可谓是一举两得。

怎样防治少儿肥胖

12. 练功 肥胖是百病之源,为了减肥,不少肥胖者喝减肥茶、吃减肥药都无济于事,身心十分痛苦,但采用练功减肥3个月,竟收到神奇疗效,使体态臃肿的胖子变成身材苗条的健美者,真是喜出望外。想减肥的人可操练直下蹲、活脊椎、消胖减肥功及养生功。

(1)直下蹲:操练时自然站立,两脚同肩宽,躯干正直地进行坐蹲、起立,如此动作做20次。

(2)活脊椎:操练时自然站立,上身逐渐向前倾的同时,两臂上抬与肩同高,水平向正前方抱伸,两手指端似接非接,两臂与肩同宽。紧接着前臂向内运动,躯干回正;之后,双臂进行相反运动的同时,上身逐渐仰至最大弯度并尽量扩胸,如此动作做20次。

(3)消胖减肥功:减肥者须在饭前饥饿时练40~60次。操练时平卧在床上,膝弯曲成90°,左手放在胸前,右手放在小腹部,然后开始运气,即吸气时挺胸收小腹(丹田),呼气时缩胸鼓小腹(引真气冲丹田),把小腹鼓得越高越好,一呼一吸为1次。饥饿时练40~60次,饥饿感可消失,如果不饥不食,或每日只吃少许蔬菜、水果,那么每日可减去250克体重并不影响精力。

(4)养生功减肥有3种:每日练功半小时,百日左右可达标准体重。①信息意念法。全身放松,站、坐均可,

第一章 从肥胖开始说

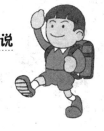

不靠墙与椅背,腰伸直,头微向前、向下,下颌内收,双手十指指端相接,手指微微分开,虎口在外边,放在小腹前,上下嘴唇轻闭,上下牙齿不要挨着,舌头在口腔中间悬着,舌面、舌底部都不要挨着口腔,闭双眼,想着父母或自己小时候消瘦的形象,意念逐渐加重,形象逐渐清晰,意守肚脐,深长、轻细、缓慢自然呼吸,每日练30分钟,站着练更好。②站桩法。全身放松,两脚比肩稍宽,站剑指桩,低式,从上往下看,膝盖超出脚尖,开始练可站5~10分钟,逐步增至30分钟,腹式呼吸,意念:多余脂肪化掉、消失,从涌泉穴流走,达到标准体重。③摇摆法。全身放松站立,两脚与肩同宽,手指微拢,伸直两手沿两耳边上伸与身体成145°,掌向前,以臀部带动整个身体及双手左右摇摆,时间从短至长30分钟。自然呼吸,意念:多余脂肪化掉、消失,从劳宫穴飞散,从涌泉穴流走,实现标准体重。3种功法同时操练效果更佳,每种练20分钟。练功期间注意适当节制饮食,淀粉类食物每餐控制在300克左右,少吃糖与脂肪,多吃新鲜蔬菜和水果。

13. 揉腹 大腹便便既对健康不利,也影响了体形的健美,揉腹减肥有效果。揉腹一般在睡前和晨醒后各做1次。先排空大便,常仰卧床上,意守丹田(肚脐)先用左手重叠于右手背上,双手一起动作,顺时针方向转圈,累了,

怎样防治少儿肥胖

再用右手重叠于左手背上,方向相反转圈若干次,用力不宜过大,也不能轻描淡写地转圈。经过一段时间锻炼,腹部脂肪逐渐减少,直至消失。如果在饮食方面适当控制,少吃些猪肉和面食,多吃些蔬菜和水果,效果会更显著。

14. 深呼吸 每日做20次以上的深呼吸,尽量延长呼气和吸气时间,用力收腹吸气,尽力呼气,稍停,再继续,每日坚持,即可使腰围变细,且胸脯结实丰满。

15."云盘"落地 两脚分开,与肩同宽,双手经腹前上举,过顶后分开,下运(手心向上),身体随之蹲成马步,再缓缓下蹲至两手和臀部接近地面,然后两手和臀部缓缓上起,手心向上成马步。重复上述动作,每分钟4～6次,做4～5分钟。此法可减少下腹部、臀部和腰部的脂肪。

(二)减肥操

练减肥操活动全身,可加强血液循环,促进气血流通,消耗热能而减肥。最简单的方法是两脚自然分开站立,用鼻深吸气,然后下蹲抱膝,用口深呼吸,每天早晚如此反复进行20～30次。对于局部脂肪堆积,可用加强相应部位的运动来消脂减肥,如腹部脂肪丰厚,应经常收缩腹肌,以肚脐为中心按顺时针方向揉腹,并点压旋按关元

第一章 从肥胖开始说

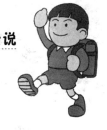

穴;或站立时反复前弯腰(两手尽量触地)、做下蹲运动;或采取仰卧位,反复做仰卧起坐、伸展腿运动(膝关节尽量接近腹部)。下面介绍一套四节减肥操:

1. 腹部运动 席地而坐,双腿并拢伸直,双手着地放两髋侧。第1拍,双腿同时屈膝于胸前;第2拍,双腿同时蹬。如此重复4次,共8拍。

2. 背部运动 跪地板上,双手垂放两侧。第1拍,两臂向前平举;第2拍,双手向前着地并向后收腰;第3拍,腹部着地;第4拍,双腿向后伸直,同时上体后仰。如此重复4次,共16拍。

3. 肩臂运动 俯卧,双手和两脚尖点地,抬高一条腿,做俯卧撑4次(4拍),再交换抬高另一条腿,做俯卧撑4次(4拍),共8拍。

4. 全身运动 弯腰,上体前倾,两手着地,呈起跑状,双脚轮流一前一后做原地大幅度蹬跑运动,共做16次。

5. 仰卧起坐 在草地或床上仰卧,上体缓慢抬起收腹,头尽量向双膝靠近,后仰还原时,背部触板面。如此往返15次以上,如在斜板上收腹,可充分后仰,增加收腹力度。

6. 举腿收腹身体平卧 双腿伸直尽可能抬高,接着再缓慢放下,反复多次后,双膝弯曲继续做同样动作,效果更好。

7. 屈膝团身 坐式伸直膝盖,上身后仰,保持身体平衡,然后屈膝收腹,使腹肌尽量收缩,尽力用指尖触及脚尖,但脚始终不能触及地面。

8. 扭腰 一手握把手或拉一定重量的重物,做各种姿势的扭腰和转身动作20次以上。

做上述减肥操时,应注意在日常生活中,经常有意识地收腹,有利于带动腹壁活动,最终会使腹部健美。

(三)"大肚皮"变小有妙招

腰胖莫过于腰粗,腰粗莫过于脂肪过多,腰部脂肪过多,给患者带来苦恼。

大肚皮变小有四招:①揉腹。每天睡前、醒后,仰卧床上,先用右手劳宫穴对准丹田,顺时针方向由小到大转圈,累了换手逆时针方向旋转,反复交替进行,揉上几百次,平时坐着也可揉腹,揉腹时要用力适度,快慢均匀,不到半年时间,鼓起的肚子渐渐瘦了一圈。②仰卧三部曲。先仰卧举腿,操作时双腿并拢、伸直,运用腰腹部力量,尽可能使双腿上举,使腰部和臀部离开床板向上挺直,然后慢落,反复进行;继是仰卧起坐,操作时双手抱于头后,身体伸直或屈膝,连续做起、躺动作数十次;再是仰卧屈体,操作时运用腰腹部力量向上举腿,同时双臂向前平伸屈

第一章 从肥胖开始说

体,使双臂和两腿在屈体过程中相碰,连续进行。上述三部曲约10分钟,每周4~5次,坚持3个月,效果最佳。③俯拾运动。饭后半小时左右,把100粒豆子撒落在地面上,然后弯腰1次拾1粒豆子放入容器内,这样要俯身弯腰100次,才能把撒落在地的100粒豆子全部拾起,每日2次,长期坚持有良效。④"托腹"。操作时双手十指交叉在一起,托住小腹,身下沉,两腿上下颤动300次,每日早、午、晚饭前各1次,约半年时间,肚子小了,身体也更结实。

(四)臀部减肥

1. 滚动臀部 ①仰卧,双膝至胸前,两手平伸与肩紧贴地面,臀部慢慢翻向右边,尽量使双膝接近地面,同时头向左转。呼气,回到原来的姿势,再吸气后向相反的方向重复上述动作。第二日重复10次,慢慢增加次数,30日后增加至25次。②吸气,臀部慢慢离地时让肌肉收缩。将背的下部、中部和上部相继挺起,直至用肩胛骨支撑身体为止。保持10秒钟姿势不变。呼气,慢慢放下身体,会感到第一节脊椎骨在松动,重复2次,逐渐增加至5次。

2. 向后举腿 ①俯卧,双手平放身旁,手掌向下。一边面颊枕着垫子,直至双足相距约15厘米。吸气,收缩臀部肌肉。②足趾前伸,举起右腿至离地面约15厘米。保持姿势不变10秒,然后放下右腿,做时臀部必须一直靠着垫子,这一点比举腿的高度更重要。右腿做10次,然后左腿重复10次,逐渐增加至50次。

3. 踢动小腿 ①俯卧,弯曲手臂,手掌放到与肩相齐处。手掌与臀部同时向垫子下压,使双腿同时离地15厘米。②坚持呼吸,收缩臀部肌肉,双腿像游泳一样踢动,左右腿各50次,逐渐增加至100次。

4. 跪下踢腿 ①手足并用跪下,两手距离与肩同宽,双膝相距20～30厘米,右脚伸直,举起至离地30厘米。②持续呼吸,将右脚举起25次,左脚重复同一动作,左右脚各25次,逐渐增加至50次。

5. 弯腰跪腿 ①手足并用跪下,吸气、弯腰,使前额朝向膝盖,将右膝移近前额。②呼气,收缩臀部肌肉,拱起身体,尽量抬起头来,右腿伸直朝向天花板(膝微屈,以避免肌肉紧张)。吸气,将右膝和前额缩回原来的位置,然后重复同一动作,动作要一下接一下迅速做,不要断断续续,拱起身时要收缩臀部肌肉,左右腿各重复10次,逐渐增加至25次。

6. 压缩臀部 ①跪下,两手下垂,手掌轻抚大腿。②吸气,保持身躯和大腿成直线,用力用手掌压缩臀部肌肉,身体向后仰,保持姿势5秒钟不变。呼气,恢复原来

第一章 从肥胖开始说

姿势。做5次,逐渐增加至25次。

(五)老人的运动减肥

对于没有内分泌异常,而是脂肪细胞肥大增生,或胰岛素分泌过于旺盛,促使脂肪合成过剩又无心血管系统器质性病变的轻度、中度原发性肥胖者,须进行强度较大的体育锻炼,简称强组;并发冠心病、高血压病、糖尿病,以及重度肥胖者,宜进行运动量较小的体育锻炼,简称弱组。

运动减肥的方法有步行、跑步、打太极拳、医疗体操4种。

步行减肥锻炼每次不得少于30~40分钟,弱组可进行慢速(每分钟60~90步,每小时3~4千米);强组可进行中速(每分钟90~120步,每小时约5千米),以及身上附加一些重物的负重步行。

跑步对弱组不宜进行,心血管功能改善后,可逐渐过渡到走跑交替或慢跑;强组初期的跑步速度为每分钟100~110米,以后逐渐增加至每分钟120米,跑步距离由1 000米逐渐增加至3 000米左右,在1日内可分数次完成。

太极拳操练时要思想集中,动作缓慢,连绵不断,配合呼吸,肌肉放松,如不能完成全套动作,分节操练也

怎样防治少儿肥胖

可以。

医疗体操可进行仰卧起坐，直腿抬高运动，以及哑铃和拉力运动等。对并发心血管系统疾病的肥胖者，要适当多做呼吸运动，避免憋气。下述专门治疗肥胖症的医疗体操，每日1～2次，每节做10～20次，具体操作如下：①清晨和晚间排空大小便，放松衣带，调匀呼吸，排除杂念，放松肌肉。②两脚呈八字形站立，与肩同宽，两手背相对，从身前提至胸两侧变成仰掌，同时深吸气。③两手背相对，极力俯身下插，同时发"咳"音，将肺中气体尽可能排出。④两手握拳，拳心相对，如提重物至胸前，拳心转向上，同时深吸气。⑤两臂左右侧平举，拳眼朝上，同时呼气。⑥扭转两臂，拳心向内，拳背朝外，同时深吸气。⑦扭转两臂，使拳眼朝后，拳心朝上，同时呼气。⑧两臂回收至上腹两侧，同时深吸气，两拳加力，压腹以助深长吸气。

运动减肥自觉身上发热，微微出汗，运动后感觉轻松舒适，睡眠比以前好，说明运动适量，达到了消耗热能的目的。如果运动后感到头昏、胸闷、心悸，或心前区疼痛、气促、食欲减退，明显疲劳、睡眠不好，说明运动过量，必须减少运动量。

第一章　从肥胖开始说

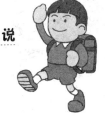

四、医学减肥方法

(一)减肥药

目前,国内外减肥药很多,减肥到底有无灵丹妙药呢?权威药学家的答案是,时下尚不理想,长期服用均有不良反应,或有停药反跳现象。

若真的想用减肥药,可酌情选用盐酸芬氟拉明、吗吲哚、安非拉酮、邻氯苯丁胺、瑞德克斯、奥利司他。亦可在中医指导下,按证型辨证施药,或服中成药、中草药或饮药茶。

1. 盐酸芬氟拉明　抑制食欲药,可减少脂肪的吸收、合成与积累,促进脂肪分解;促进周围组织对葡萄糖的利用而降低血糖;有降低三酰甘油、胆固醇、血浆总脂的作用。适用于一般肥胖症患者,尤适用于高血压、冠心病及糖尿病的肥胖者。通常服用3~4日便会产生厌食作用,1周后体重开始下降,8~12周为1个疗程,使用不超过6个月,易产生耐药性与依赖性,久服不宜骤停,应逐渐减量。该药的不良反应有头昏、头痛、嗜睡、口干、恶心、尿频、腹泻或便秘及精神抑郁等,严重者应立即停药,这些反应会随着用药时间的延长而逐渐减轻或消失。癫痫、抑郁症、青光眼患者,以及孕妇、乳母禁用;严重心律失常

怎样防治少儿肥胖

与驾驶员、高空作业者慎用。

2. 吗吲哚 食欲抑制药,可用于一般肥胖症患者,也适用于轻度、中度高血压或糖尿病患者。不良反应有头昏、头痛、失眠、心动过速与口干、恶心及皮疹等。甲状腺功能亢进、抑郁症及溃疡病患者慎用或禁用,孕妇及乳母忌用。

3. 安非拉酮 对食欲有抑制作用,可治疗一般肥胖症,或伴有轻度、中度高血压及轻度心肌缺血患者,15～75日为1个疗程,过量服用会产生依赖性,也可出现血压升高、惊厥等症,不良反应有头晕、思睡、心悸、兴奋、失眠、口干、恶心、腹泻、便秘、多汗等,久服骤停会产生抑郁与疲劳,孕妇和癫痫、甲状腺功能亢进患者禁用。

4. 邻氯苯丁胺 是一种长效食欲抑制药,对治疗肥胖症有较好疗效,药效可维持9～24小时,但久用易产生耐药性与依赖性,不良反应有头痛、头晕、口干、心悸、心动过速、血压升高及失眠、腹泻等症。心血管病患者慎用,甲状腺功能亢进、青光眼患者及孕妇、乳母禁用。

5. 瑞德克斯 主要作用于传递神经信息的化学物质,从而抑制引起饥饿的大脑信息,这样会降低食欲,仅有口干、嗜睡、腹泻等轻微不良反应,多数在服药数周后消失。

6. 奥利司他 通过减少人体对脂肪的吸收量来达到

第一章 从肥胖开始说

减肥目的的新型减肥药。

(二)中药减肥方法

中医学将肥胖症辨证分为5型。脾虚湿阻型表现为肥胖、水肿、疲乏无力、肢体困重、尿少、纳差、腹满、脉沉细、舌苔薄腻、舌质淡红。胃热湿阻型表现为肥胖、头涨眩晕、消谷善饥、肢重怠惰、口渴喜饮、脉滑弦数、舌苔腻微黄、舌质红。肝郁气滞型表现为肥胖、胸肋苦满、胃脘痞满、月经不调、闭经、失眠、多梦、脉细弦、舌苔白或薄腻、舌质暗红。脾肾两虚型表现为肥胖、疲乏无力、腰腿软、阳痿阴寒、脉沉细无力、舌苔薄、舌质淡红。阴虚内热型表现为肥胖、头昏眼花、头涨头痛、腰痛腿软、五心烦热、低热、脉细数微弦、舌苔薄、舌尖红。

每型具有2～3项或以上证候即可诊断。中药减肥的方剂有4种:中成丸药,方剂(煎剂),冲剂(药茶),粉剂(散剂)。

1. 中成丸药 可选用六君子丸,适用于脾虚湿阻型,每日2次,每次8～10粒,开水送服,1个月为1个疗程;清宁丸,适用于胃热湿阻型,每日2次,每次9克,开水送服,半个月为1个疗程,服药后如大便溏泄或次数明显增多,可酌情减量;逍遥丸,适用于肝郁气滞型,每日服2次,每次9克,开水送服,2个月为1个疗程;金匮肾气丸,适用于脾肾两虚型,每日2次,每次8粒,开水送服,1个月为1个疗程;防风通圣丸,每日3次,每次6克,开水送服,1个月为1个疗程,一般服药2～3个疗程显效,未见不良反应,为巩固疗效,可继续服4～6个月;月见草油胶丸,可增加脂肪消耗,1日3～5克,分2次口服,2个月为1个疗程。

2. 中草药煎剂 可选择以下6付方剂:

处方一 黄芪150克,人参、仙茅、巴戟天、肉苁蓉、胆南星、石菖蒲各15克,淫羊藿30克。每日1剂,水煎,早晚分服,30日为1个疗程。

处方二 黄芪、防己、白术、川芎、制首乌各15克,泽泻、生山楂、丹参、茵陈、水牛角各30克,淫羊藿10克,生大黄10克。每日1剂,水煎,早晚分服,30日为1个疗程,体弱者可隔日1剂。

处方三 生地黄30克,知母15克,漏芦15克,防己12克,瓜蒌仁20克,牛蒡子12克,泽泻15克,猪苓15克,茯苓15克,生大黄10克,荷叶15克。每日1剂,水煎服。15日为1个疗程。

处方四 黄花、防风各15克,生山楂30克,生大黄9克,白术15克,丹参、茵陈各30克,川芎15克,水牛角30克,制首乌15克。加水煎成100毫升,分2次服,特别肥胖的,每日增服50毫升,服药应在4周以上。

第一章 从肥胖开始说

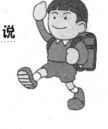

处方五 柴胡、枳实、当归、郁金、泽泻、香附各10克,丹参20克,生山楂15克,大黄5克,荷叶半张。每日1剂,水煎,早晚分服,连服1个月。

处方六 生大黄6～12克。水煎服,每日1次,酌情连服数月。

3.药茶 药茶在防病治病、促进人体健康的卫生保健事业中发挥了重大作用,药茶具有配制简单、使用方便、疗效显著等优点,颇受人们喜爱,寓药于茶饮之中,既可借饮茶以止渴,又能防治肥胖,可谓两全其美。

(1)绿茶:绿茶中的咖啡因在人体内与黄酮素结合后,会迅速消耗人体热能,因此可以达到减肥的目的。瑞士日内瓦大学摩根博士领导的专家小组对100人进行试验,体重超常的25岁男子分为两组,让他们享用相同食品,食品中蛋白质含量为13%,脂肪含量为40%,糖类含量为47%,研究人员在两组人饭后口渴时让其中一组饮绿茶,另一组则饮咖啡或其他饮料,然后观察两组人不同的代谢情况,观察结果显示,喝绿茶的那组人体内热能消耗较快。

(2)桑叶茶:操作时每晚用温开水浸泡5～10克干桑叶(最好是经霜打过的桑叶),第二日清晨空腹饮下(冬季可适当加温),然后白天以开水冲泡当茶饮服,如此循环

怎样防治少儿肥胖

往复一个春秋,体重减轻明显。或取嫩桑枝20克,切成薄片,放入茶杯中,以沸水冲泡10分钟,每日1剂,不拘时间代茶饮用,连服2～3个月。

(3)枸杞茶:取枸杞子15克,开水冲泡代茶频饮,每日1剂,30日为1个疗程,可连续数月。

(4)荷叶茶:新鲜荷叶1～2张,切碎水煎代茶饮;或荷叶100克,车前草150克,晒干研末,混合均匀,每次取25克,用小纱布袋盛好封口,放入杯中,开水冲泡饮用,每日1剂,连服30日为1个疗程;或荷叶、绿茶各10克,沸水冲泡,随时饮服;或干荷叶10克,山楂15克,同研为粗末,加水煎3次,取汁浓缩,代茶饮服;或荷叶60克,生山楂、生薏苡仁各10克,陈皮5克,共研细末,早上放入热水瓶中,沸水冲泡后代茶饮;或荷叶15克,山楂15克,决明子10克,共研末,水煎代茶饮。

(5)乌龙茶:乌龙茶3～6克,开水冲泡饮用,每日1剂,连用1年;或乌龙茶3克,槐角18克,何首乌30克,冬瓜皮18克,山楂肉15克,操作时先将后4味加水煎沸20分钟,取药汁冲泡乌龙茶即成,每日1剂,不拘时间饮服。

(6)普洱茶:普洱茶6克,置杯中,沸水冲泡10分钟,每日1次,不拘时间温服。

(7)山楂茶:生山楂10～15克,开水冲泡代茶饮;或

第一章　从肥胖开始说

取山楂10克拍碎,加金银花、菊花各10克,水煎代茶饮,每日1剂。

(8)薄荷茶:薄荷叶6克,研细末,米汤调服,每日3次。

(9)玉米须茶:适量玉米须开水冲泡,代茶饮服。

(10)柿叶茶:柿叶富含维生素C及氨基酸等人体必需的微量元素,常服柿叶茶有减肥功效。

(11)葫芦茶:用陈葫芦15克,茶叶3克,研成粗末,沸水冲泡代茶饮。

(12)茵陈茶:茵陈、金樱子、决明子、山楂、荷叶各等份,适当干燥后,粉碎成粗末,过14～20目筛。然后混合粗末,置瓷容器内,充分搅拌和匀,封存备用。每日1次,每次取药末1匙(3～6克),开水冲泡5分钟,代茶饮服,或将其用滤泡纸分装成袋泡茶。

(13)甜奶茶:将3克茶叶放入杯中,用沸水冲泡备用。另将100毫升牛奶放入锅中煮开,加入适量白糖,再加入茶水,拌匀饮服。

(14)健美减肥茶:茶叶、山楂、麦芽、陈皮、泽泻、六神曲、夏枯草、炒二丑、赤小豆、莱菔子、决明子、藿香各等份,共研细末,瓷罐封存备用,每次用以上碎末6～12克,沸水冲泡10分钟,当茶饮服,每日1～2剂。

4.散剂(粉剂)　治疗肥胖症可取干荷叶1000克,山楂 250 克,浙贝母 100 克,皂荚 50 克,生大黄 50 克,陈皮 50 克,共研细末,为 1 个疗程剂量,每日用干粉 50 克,开水浸泡取汁 300 毫升,分 2 次服用,1 个月为 1 个疗程,若服药后大便次数超过每日 4 次,可适量减少剂量。

(三)针灸

根据传统中医学针灸经络原理,针灸刺激经络穴位,可调理脏腑、运行气血、疏通经络、调气安神、抑制患者亢进的消化功能,通过促进体脂运动与分解,改善糖代谢,激活脂肪分解酶系统,使失调的内分泌功能趋于正常,从而达到通气、通血、通便、减肥之效果。体针治疗可选主穴和配穴,下面是常用主穴。

1. 胃热湿阻　梁丘、公孙。

2. 痰湿内盛　天枢、大横、阳陵泉。

3. 心脾两虚　神门、隐白。

4. 脾肺气虚　列缺、太渊、太白。

5. 脾肾两虚　肾俞、三阴交。

6. 月经不调　血海、中极。

7. 产后肥胖　曲泉。

针灸减肥必须与节制饮食相配合,方能有效。

第一章 从肥胖开始说

(四)脐疗

胎儿通过脐带从母体接受营养,脐是神气通行出入的门户,脐中的穴位是神阙穴。中医学认为,神阙穴为经气的汇海,五脏六腑之本,有健脾强肾、回阳救逆、和胃理肠、行气利水、散结通滞、活血调经、主治百病的作用,又脐凹陷形成隐窝,药物敷贴后形成自然闭合状态,利于药物较长时间存放,这些均利于药物穿透弥散而被吸收入血,进入体循环,发挥药物的治疗作用。

敷脐疗法降脂减肥可取决明子、大黄、川芎、丁香等10多种草药,制成药袋,敷脐给药,疗效显著,且无任何不良反应。

(五)按摩

按摩关元穴(位于肚脐下正中本人四指宽处)减肥有疗效。操作时取卧位,每日1～2次,宜在午休后及晚入睡前进行,每次10～15分钟,1个月见效果,坚持两年效果明显。

肥胖症常表现为腹部脂肪沉积,每日就寝前或起床后可做减肥按摩。按摩时仰卧,平心静气,排除杂念,然后配合呼吸动作,一边呼气一边按压。第一步两手掌相叠,由胸骨剑突下心窝部向耻骨按摩,稍加力量;第二步

怎样防治少儿肥胖

两手掌分别从心窝向两侧肋部按摩；第三步以脐为中心，做圆周状按摩；第四步两手交叠，以脐为中心，做S形按摩。以上动作要做3～5分钟，做完后，起坐，用双手抓住足趾，做仰卧起坐5～7次，全套动作持之以恒操练，对消除腹部脂肪很有帮助。

经络穴位养生功减肥按摩法操练如下：①对关元、气海、天枢、中脘穴施行点按、点揉、轻推，每穴1～5分钟，以透热为度。②沿大椎、肩井穴，由肩部至腰部，自上而下，用力推擦3～10分钟，以透热为度。③沿脊椎，自上而下捏脊3～5分钟，以不痛为佳。④用手掌从大腿向小腿处按摩3～5分钟。⑤沿胸部做上下摩擦3～5分钟。⑥掌摩腹部或手指击腹1～3分钟，以温热为度。⑦腰部点按揉2～5分钟，有规律按压命门处2～5分钟。⑧以掌处擦摩腰部肾俞、三焦俞穴各1分钟，压环跳穴3～5分钟。⑨按摩足三里、肝、脾、胃、肾、大肠俞、肾俞等穴。⑩在足内侧，由上而下做擦法，动作由慢到快。⑪点揉三阴交穴1～2分钟，点揉时施以外气。

五、其他减肥方法

（一）盐疗

沐浴时先用温水冲湿身体，再用食盐擦遍全身，在腹

第一章 从肥胖开始说

部要仔细涂抹,尤其要涂抹在赘肉周围,搓揉,接着按摩5~8分钟,使皮肤发红至赤色为止,然后浸入约38℃的温热水中20分钟。这是因为盐有渗透性,可深入到皮肤中,加快血液循环,将毛囊、汗腺内多余的水分、废物、脂肪吸排出来。每3~5日操作1次,平均1个月减轻体重2~9千克,治疗肥胖,特别对消除腹部脂肪有良效,不少人经过20~30次盐疗后,凸起的腹部缩小,肚腩不见了。

(二)沐浴

轻轻松松洗澡可以出汗又减肥,一举两得。皮肤经过温水浸泡后,加快血液循环,促进新陈代谢。洗澡时从头、胸、腹、腰、腿、脚各部位仔细洗干净,让身体尽可能长一点时间接触温热水,使身上的毛孔都打开,如此的暖身浴可使身体微微发汗,经过约8分钟离开浴缸,稍微休息一下再进入浴缸,反复地循环进行,发汗会更明显,出浴后用吸水性佳的浴巾包住全身皮肤,然后躺下休息20分钟,同时喝点水,以补充流失的水分。

沐浴瘦身有3法:①绿茶浴。把喝过的绿茶渣(3次的量)或喝过的茶包3~5包用纱布包起,把袋子放入洗澡水里即可入浴,一次约泡20分钟,注意不要使用隔夜茶。②柠檬浴。将柠檬切成薄片,纱布包好,置入浴缸

怎样防治少儿肥胖

内,入浴浸泡 30 分钟。③盐水浴。在浴盆中用加入沐浴盐的热水浸泡身体 15 分钟,长期坚持可减少全身的脂肪,身体变得苗条。

(三)吹气

手拿热水袋(或塑料球),每日早、中、晚向里面反复吹气,可减肥强身,还可增加女性身体的曲线美,这是因为吹气时需要胸、腹部一系列肌肉运动,这些肌肉活动可以消耗体内过剩的热能,对减肥有疗效。另外,每天早晨饭前大便后,立即放松身体,随即两手交替轻轻拍打小腹处 100 下,有消除腹部脂肪的作用。

(四)裸体勒腰

在身体能经受得住的气温条件下裸露全身,两手抓住毛巾两头,将毛巾贴后腰勒紧,双腿屈膝,向左右转动全身,来回转动 50 次,每日早晚各 1 次,使腰腹部得到很好的运动,以消耗脂肪,数周后即见效果。

(五)抽吸脂肪

轻、中度肥胖者可到正规医院做超声吸脂、电子吸脂或注射器抽吸等小手术,一般每次可抽吸 1 000~2 000 毫升脂肪。

第一章 从肥胖开始说

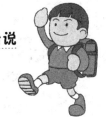

(六)闻香

当从餐馆旁闻到阵阵香味时会有饥饿感,就忍不住想吃,研究人员发现食品的气味初闻时会勾起人的食欲,闻多了会起到相反作用。这是因为嗅觉器官已经适应了这种气味,不会再产生条件反射。一旦患者失去嗅觉时,他们的体重会增加。研究人员让3 000名超重患者饭前多闻香味,效果令人吃惊,短期内试验者平均每人减掉12千克,这是世界上减肥的新招!英国一家公司据此发明了一种与伤湿止痛膏大小差不多的蓝色药膏,可贴在手背、手腕或前胸,它能持久地发出一种热带兰花的香气,闻起来有点像杏仁和香草味,使用者贴上它后想吃巧克力、饼干和点心的欲望马上就会减少。

(七)多喝水

喝水能减肥,有人认为这是天方夜谭,是不足为信的奇谈怪论。然而,事实上由于喝水不足,体育活动又少,人体内积聚的脂肪不容易燃烧,人就容易发胖。专家告诫健康人每日需喝2升左右水。肥胖人每超过理想体重13.5千克则需额外补充500毫升水。国际运动医学中心指出,人每日水摄入量的公式是:如果不运动,每千克体重需喝水30毫升,运动时需要更多。医务人员在临床实

怎样防治少儿肥胖

践中对肥胖人进行喝水疗法,效果良好,其中大多数人的体形逐渐变得匀称起来。因此专家强调,减肥的关键除控制食物热能外,就是多喝水,最好饮冷开水,因为冷开水容易被组织吸收,可以消耗热能。

为什么多喝水能减肥?成人体液总量约占体重的60%,人体血液中90%的成分是水,水的流动性很大,所以,人体中有充分的水,以水为主要成分的血液及组织液能更好地为人体各器官运送营养素和氧气,排出废气和二氧化碳,使新陈代谢运转得更正常。喝下的水虽暂时会使体重增加一些,但很快排出体外,不会长久滞留在身体里。试验表明,肥胖者多喝水,减轻的体重中水占84%,脂肪占13%;再者,多喝水可排斥饥饿感,提高食物中的含水量,既可果腹,又可减少摄入热能,这样日积月累就可达到减肥的目的。

肥胖者通过减肥总希望自己的身体苗条健壮,如何评定减肥治疗是否有效呢?有以下4个评定标准:①有效。1个疗程或30日结束时,体重下降3千克以上。②显效。1个疗程或30日后体重下降5千克以上。③痊愈。1个疗程或30日后体重下降至标准体重。④无效。1个疗程或30日结束时,体重下降小于2千克。

第一章 从肥胖开始说

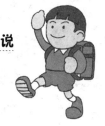

第七节 减肥误区

减肥有种种陷阱,切莫减肥不成反而损害健康。

一、反复减肥留后患

脂肪过剩与冠心病、糖尿病、高血压、高脂血症、肥胖症密切相关。很多肥胖者一时冲动,下决心减肥,但时间不长又中止减肥,使一度减轻的体重反弹,不得已开始新一轮的减肥活动,如此反复减肥会留后患。医学研究告诉人们,体重反弹不利于健康,因为减肥初期体重减轻的部分是水分和肌肉组织,而反弹后增加的体重却是脂肪细胞。而在前一段减肥节食中,机体的基础代谢率较低已成"定势",代谢缓慢更易使过剩营养转化成脂肪蓄积于内脏,主要在肠系膜。这样,节食、中止、再节食、再中止形成恶性循环,使人体更快发胖,增加了罹患高血压、心脏病的危险。因此,减肥要坚持,不能时断时续,使体重大起大落,以免肥胖卷土重来。

二、不可乱用减肥药

减肥药减肥的机制不外乎3个方面:抑制食欲、抑制吸收和增加排泄。这容易导致人体所需营养素的缺乏,

怎样防治少儿肥胖

造成生理功能的减退。而减肥药需要长期连续使用,否则达不到减肥的目的。希望短期用药减肥,不合理也不现实,快速药物减肥只能使身体处于一种脱水状态,一旦停药,体重必将反弹。

减肥药都有一定的不良反应,报道说,美国一位29岁的妇女因吃减肥药23天后死亡,解剖表明,该妇女死于减肥药诱发的心血管疾病。所以使用减肥药减肥,一定要在医生的指导下服用。

肥胖儿童不要轻易服减肥药,胖儿服药后,食欲受到严重抑制,导致营养不良,体质虚弱,影响健康,严重影响孩子的生长发育。因此,体重超标,应找医生做全面检查,不得擅自乱用减肥药。

三、饮食减肥有科学

有的人减肥心切,指望在短期内就将体重降到自定目标,采取只喝水不吃食物的饥饿疗法,这是典型的饮食减肥误区。因为禁食几天所减体重有限,而禁食过后食欲猛增,使体重反弹,如此反复会引发心血管疾病;更为严重的是,饥饿可引起脂肪肝。因为人体处于饥饿状态时,机体无法获得必需热能物质葡萄糖,为了弥补体内葡萄糖的不足,机体就会将身体其他部位储存的脂肪、蛋白质动用起来转化为葡萄糖,此时,交感神经系统活动增

第一章 从肥胖开始说

加,脂肪组织内的脂肪被动用出来,从而导致血清中游离脂肪酸增高,这些游离的脂肪酸进入肝脏中,使肝内脂肪积聚过多,就引起了脂肪肝。

有人认为不吃早餐可减肥,这是毫无根据的。不吃早餐,上午消耗的热能会通过代谢调节作用,从中、晚餐中补回来,多余的热能就会转换为脂肪储存起来,以适应不吃早餐的生活方式。

几乎所有的人都明白,饭吃多了会增加体重,便采取自以为明智的三餐少吃饭多吃菜的减肥措施,结果事与愿违,因为多吃菜势必多吃油,必然导致油多产热能高而加剧肥胖。

有的人饮食减肥是少吃饭多吃水果,或只吃水果。事实上,所有的水果都含有糖分,尤其是香蕉、葡萄等含糖量更高。长期坚持只吃水果减肥,体重会明显下降,但因缺少蛋白质、无机盐而使体质、体力下降,免疫功能减退。

四、运动减肥莫变味

大家都知道,运动是最有效的减肥方法,因为运动可以调节代谢功能,促进脂肪分解,提高血糖的利用率,防止多余的糖转化为脂肪,从而使肥大的脂肪细胞体积缩小,体型不再肥胖而苗条。但有的肥胖者减肥运动却变

怎样防治少儿肥胖

了味,如大运动量锻炼、短时间运动、快速爆发力运动或仅局部运动,以及空腹运动、饮食不配合等均可造成减肥失败。

1. 大运动量 运动量加大,人体所需的氧气和营养物质及代谢产物也相应增加,就要靠心脏加强收缩力和增加收缩频率,增加心输出量来运输。大运动量时,心脏输出量不能满足机体对氧的需要,使机体处于缺氧的无氧代谢状态,而无氧代谢运动不是动用脂肪作为热能释放,主要靠分解人体内储存的糖原作为热能释放。在缺氧环境中,脂肪不仅不能被消耗利用,还会产生降低人体运动耐力的物质,使血糖降低,运动者往往会食欲大增,致使减肥失败。

2. 运动时间短 进行有氧运动时,首先动用的是体内储存的糖原来释放热能,运动30分钟后,开始由糖原释放热能向脂肪释放热能转化,大约运动1小时后,运动所需的热能主要由脂肪提供。就拿散步减肥来说,要快速散步半小时以上,且坚持多日后才见效果。有的肥胖者散步减肥运动是三天打鱼两天晒网,或是慢悠悠的应付一下,有的则蜻蜓点水,当然没有效果。只有持久的小强度有氧运动才能使人消耗多余的脂肪。

3. 快速爆发力运动 人体肌肉纤维分白肌纤维和红肌纤维2类。进行快速爆发力锻炼时,主要是白肌纤维

第一章 从肥胖开始说

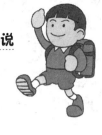

得到锻炼,而白肌纤维横断面较粗,因此肌群容易发达粗壮,脂肪则消耗较少,结果是越练越粗。

4. 局部运动 减腰、减臀、减腹等局部减肥能否减少局部脂肪呢?第一,局部运动总消耗热能少,易疲劳,且不能持久;第二,脂肪供能是由神经和内分泌调节控制的,但这种调节是全身性的,并非练哪个部位就可以减哪个部位的多余脂肪,而是哪里供血情况好,有利于脂肪消耗,哪里就能减肥。

5. 空腹运动 空腹运动会大量消耗体内贮存的糖原而发生低血糖,如头昏、乏力、心慌等,对健康有害。

6. 饮食不配合 仅靠运动减肥效果不明显,研究表明,即使每天打数小时网球,但只要多喝一两杯碳酸饮料,或是吃几块西饼,那么辛辛苦苦的减肥成果便会化为乌有。因此,要想获得持久的减肥效果,除了坚持运动外,还要注意饮食调理。

五、减肥别触礁

如今,很多人为了追求体形完美,纷纷投入到减肥行动中去,这本无可非议,但许多减肥方式正在伤害他们的身体,不科学的减肥会"减来"疾病,甚至失去生命,专家告诫减肥人士:"当心!减肥别触礁!"

怎样防治少儿肥胖

1. 强行减肥　国际上流行的减肥标准是3个月减重3千克以上为有效。如果胡乱吃减肥药,采取饥饿,拼命加大运动量,企图快速减肥,会加速人体免疫力下降;利用大黄、番泻叶、利尿药等会使人脱水,看似体重减轻,实则减轻的是水分和养分,使人体免疫力降低;长期节食体重减轻过多的人,判断力差,记忆力差,食物中缺乏蛋白质,缺乏糖类,会生病,会心绪不宁或疲倦;运动量过大容易损伤脏器,对减肥不利,可使减肥反弹而失败。

2. 减肥过快　节食减肥使热能供应急剧减少,人体中的脂肪由于运动加速消耗时,胆固醇随之溢出,胆汁因而变得黏稠,析出结晶而沉淀下来,同时节食后胆汁分泌减少,胆囊收缩减弱,不能及时排空,从而导致胆结石的形成。

3. 减肥过度　脂肪有提高大脑处理信息的能力,可增强记忆力,如果减肥过度则体脂锐减,会出现一系列多梦、睡眠不好、记忆力减退等神经衰弱症状。

4. 禁食高热能食物　每天摄取热能低于3 347千焦可危及心脏,轻者心率改变,重者可出现心脏病变、猝死。

5. 全素食　素食者仅吃蔬菜、水果,蛋白质及锌、铁、铜等微量元素摄入不足,导致头发营养不良而枯萎脱落。这就是与减肥这一时尚潮流相伴而来的脱发者增多的怪

第一章　从肥胖开始说

现象。

6.青春期减肥　女性青春期需要储备一定的脂肪,如果青春期盲目大肆减肥,体脂减少,会使初潮迟迟不来或月经紊乱,甚至闭经。

六、抽脂减肥要慎重

医学上通过抽脂手术将身体某个部位多余的脂肪吸掉,确实可以快速达到减少脂肪细胞数量,消除局部肥胖的效果,但这只能去除外在局部多余的脂肪,身体内部深层的肥胖并未消除。不少人对抽脂减肥的期望值过高,认为脂肪吸收后当即就能瘦下来,其实不然,做完抽脂减肥手术后要经过一段时期恢复,才能达到最佳效果;有人认为抽脂减肥人人皆宜,这个想法不对,病态性肥胖、部分女性,以及有心脑疾病的肥胖者,还是不做的好;抽脂减肥应到正规医院,必须在严格的无菌条件下进行,千万不要拿自己的健康当"儿戏"。专家认为,坚持体育锻炼,生活有规律,合理膳食,保持良好的情绪和心态才是最有效的减肥方法。

七、广告宣传睁大眼

中国减肥市场对商家有着不可抵抗的诱惑力,电视、报刊、杂志,甚至在大街上,铺天盖地的减肥产品广告到

怎样防治少儿肥胖

处都可见。减肥腰带、减肥内衣、减肥按摩器、减肥床垫、减肥化妆品、减肥茶等各种减肥产品五花八门,令人眼花缭乱;各种非医疗机构成立的减肥俱乐部或活动室也如雨后春笋般地涌现出来。为了多销多赚钱,过分夸大其产品的作用及功效,许诺1周见效,吹嘘1个疗程(3周或1个月)能减10~20千克,保证减肥后不反弹等。其实,这些产品的疗效都是商家炒作,经不起实践检验。就拿能量代谢来说,每千克体脂的消耗可释放出3 347千焦的热能,一个月消耗10~20千克的体内脂肪,意味着每天体内热能平衡要负11 300~22 590千焦,即使1个月不吃任何食物(水除外)再加上每天12个小时不停地做轻中强度的锻炼也很难达到如此效果。也许有人会说在1个月内体重确实减轻30多千克,其实真正减掉的不都是脂肪,主要是水分和肌肉组织(蛋白质),这是上了人家的圈套。患有肥胖症并不可怕,关键在于要全面、深入认识它,这就要求肥胖者必须不断地学习相关的知识,将防治肥胖症的武器牢牢地掌握在自己手中,"多学点、多动点、开心点、少吃点",这是肥胖者也是所有希望健康者终身要做的事情。

八、肥男胖女也要补

"进补"并非是瘦弱者的"专利",肥男胖女同样也要

第一章 从肥胖开始说

补,只不过进补的方式与内容不一样罢了。一要补营养,肥胖的病因之一是营养不良,即缺乏营养元素维生素 B_6、维生素 B_{12}、烟酸及钙、铁、锌等微量元素,这些元素是人体不可缺少的,否则脂肪的分解代谢及体内热能的转换必受影响,以至于热能过剩而转化为脂肪在体内聚积形成肥胖,所以肥胖者在膳食中应增加富含上述维生素和微量元素的各种果蔬、五谷杂粮等;二要补水分,饮水不足,身体就要保留一定的水分以供补偿,从而引起液体滞留而使体重超标,而这些滞留的液体只有靠每日 8~10 杯(每杯约 200 毫升)的水来排出,如果运动量大或气候炎热还要多喝水;三补运动,饮食不科学又不运动,早餐不吃,中餐大肉荤菜吃个够,晚餐油腻不退缩,高热能的小零食不间断,天长日久脂肪成了好朋友,或许在某个早晨长了个"三层肚皮"的脂肪球。进补运动不可少,每星期进行散步、慢跑、跳绳、骑自行车等有氧运动 3~4 次,每次不少于 30 分钟,以及仰卧起坐,举重等力量锻炼 2~3 次,亦可以进行爬楼梯、看电视时摇一下呼啦圈等,给自己订一个目标,安排一个计划,持之以恒不间断,肥胖便渐渐远去。

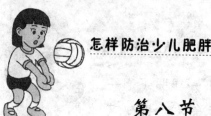

怎样防治少儿肥胖

第八节 减肥提示

一、血糖要稳定

专家认为,人体内脂肪细胞是恒定的,肥胖不是脂肪细胞增多了,而是脂肪细胞的体积变大了。血液中葡萄糖水平保持稳定能够降低胰岛素分泌,减少脂肪堆积,达到防止肥胖保持苗条体形的目的。所以,保持血糖平衡很重要。各种食物有着不同的血糖系数。当进食血糖系数高的食物后,食物中糖类被消化分解的速度及其释放出的葡萄糖被血液吸收的速度比较快,导致血液中胰岛素的快速增加,使新的脂肪堆积,同时抑制脂肪的分解,使人发胖。低热能和低血糖系数的食物能加速减肥,并保持体重不反弹。饮食模式是加强人体必需的糖类、蛋白质和脂肪的平衡饮食,多食用长纤维食物和生蔬菜,使人体血糖处于稳定状态,有效控制体重。

二、最好不用减肥药

要想减肥获得成功,一定要坚持较长时间中小剂量的运动锻炼,再加上少吃或不吃高热能食物,多吃新鲜蔬菜和水果,注意膳食平衡,尽量不吃减肥药。减肥药物均

第一章 从肥胖开始说

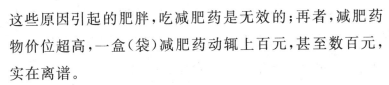

有不良反应,并且效果不确定。肥胖原因复杂,有遗传因素,也有饮食习惯导致体内营养失衡,引起内分泌紊乱,使多种脂肪代谢酶活性失常。这些原因引起的肥胖,吃减肥药是无效的;再者,减肥药物价位超高,一盒(袋)减肥药动辄上百元,甚至数百元,实在离谱。

三、控制饮食四要点

控制饮食减肥是一个好措施,为使减肥效果好,应注意以下4点:

1. 进食速度宜慢 研究者给肥胖男子慢食19周,体重减轻4千克,肥胖妇女慢食20周,体重减轻4.5千克。可见慢食可减肥,这是因为食物进入人体,血糖会升到一定水平,大脑食欲中枢就会发出停止进食的信号。然而,当进食过快,大脑发出停止进食的信息时,往往已进食过量。

2. 节食减肥十不要 一不要每天称体重,否则给自己、也给别人一种体重下降太慢的错觉;二不要操之过急,每月下降0.5~1千克是极好成绩,过快反而危害健康;三不要简单模仿他人的进食或拘泥于某一种标准;四不要每日少吃一餐,否则下一顿进餐会更多;五不要回避面食或谷类食品,事实上它们含有的纤维不会使人发胖;

怎样防治少儿肥胖

六不要只吃精细食品不吃淀粉类食品,因为精细食品会使人加快出现饥饿感;七不要以零食代替正餐,正餐之外不要加餐,零食多为热能高且不能减少正餐的饭量;八不要忽视饮酒量,1杯葡萄酒=6块糖,酒含有高热能;九不要满足于奶油食品等多糖的副食品,因无助于糖的分解;十不要为节食而失去吃饭的兴趣,要把吃饭当作是一种有情趣的享受,关键是平衡膳食,科学用餐。有的人因减肥而拼命节食,每日只吃小半碗米饭,菜也吃得很少,把吃饭当作负担,一个月后食欲明显减退,虽然掉了不少肉,但出现频繁的恶心、呕吐,心率最快时达180次/分钟,并烦躁不安,意识模糊不清,四肢轻瘫,这是节食所致的维生素 B_1 缺乏症。

3. 限制饮料 市场上品种繁多的果汁饮料使年轻的父母怦然心动,给孩子喝高价的这种"汁"、那种"饮",使很多儿童缺钙而患上"果汁饮料综合征",表现出食欲缺乏、情绪不稳,并时常腹泻。果汁饮料中的添加剂不仅没有营养价值,还会影响神经递质的传导,引起小儿多动症;冷饮又会引起胃肠不规则的收缩,导致腹痛,冷刺激使肠内容物未经吸收便排出体外,引起消化不良。

4. 四忌 一忌汤,尤其应少喝含脂肪较多的肉汤、排骨汤,因为喝高脂肪汤如同吃肥肉一样,且比肥肉中的脂肪更易被人体吸收,迅速转为体脂而储存,汤中大量液体

第一章 从肥胖开始说

亦可很快通过血液运送到人体组织,充盈细胞,使人肥胖。二忌糖,包括蔗糖、果糖、麦芽糖、水果糖、巧克力、甜点心等,糖易被吸收,容易在体内转变成脂肪,即使是米、面之类的多糖类淀粉食品也应适量摄入,摄入过多也可使热能增加而引起肥胖。三忌躺,吃完饭后不要马上躺下,否则影响分解代谢,热能不宜消耗而转变成脂肪储存在体内,而使人肥胖。四忌喝生啤(鲜啤酒),由于酒中活酵母菌在罐装后,甚至在人体内仍可以继续进行生化反应而使人发胖。

四、运动减肥失败有原因

运动减肥失败的原因有4条。

1. 缺乏毅力 运动减肥需要有一个过程,如果心血来潮时锻炼几天,消耗的只是葡萄糖,并非是脂肪,当然达不到减肥效果。

2. 饮食未控制 减肥者每餐米饭虽不多,但零食总是吃个不停,使体内多余的糖转化成脂肪储存在皮下,减肥岂不失败?

3. 运动未因人而异 过于肥胖者进行爬山、跑步等冲击力大的运动,必要承受来自地面较强的反作用力;又因踝、膝关节要支撑过重的体重,易发生踝关节及腰肌扭伤。因此,肥胖者还是进行散步、慢跑、体操、跳舞、骑自

怎样防治少儿肥胖

行车运动为好。

4. 运动不全面 "大肚子"只做仰卧起坐来减肥走弯了路,只练腹肌的局部减肥,不仅不能达到肚子减肥的目的,反而会因肌肉增加,肚子会更大,好比普通人看病"头痛医头,脚痛医脚"一样,治标不治本。光增加腹部运动是不能起到肚子减肥效果的,应坚持全身性运动,并在全身性运动的基础上再加大腹部运动,才能达到缩小肚子的目的。

五、生育性肥胖要警惕

在日常生活中,我们会不经意地发现,一些年轻妇女生了孩子后,身体突然变得肥胖起来,当年那窈窕的身姿竟然不见了,这是生育性肥胖。生育性肥胖与妊娠引起的丘脑下部功能紊乱,尤其是脂肪代谢失去平衡有密切关系。做了孩子的妈妈,身段变得稍微丰满一些无伤大雅,但如果超过标准体重的10%,就应采取措施控制进一步发胖。

1. 勤于活动 有些产妇喜欢躺在床上"捂月子",其实这并不科学,同时也是发胖的原因之一,事实上,产后(顺产)3天即可下地做轻微的活动,产后半个月可做些轻微的家务,满月后则应适当多做一些洗衣、做饭、刷碗的家务劳动,适当的活动可以调节人体的新陈代谢功能,消

第一章 从肥胖开始说

耗体内过多的糖分。

2. 科学睡眠 睡眠过剩,人体新陈代谢低,糖分等营养物质以脂肪形式在体内积聚而造成肥胖,产褥期夜晚睡8小时,白天睡1~2小时就差不多了。

3. 合理膳食 孕妇分娩后需要的营养比平常多,但也要注意饮食有节,不必过多地进食高脂肪食物,可以多吃些瘦肉、豆制品、鱼、蛋、蔬菜、水果等,既能满足身体对蛋白质、无机盐、维生素、纤维素的需要,又可避免发胖。产后吃糖及甜食也应适当节制,按产后膳食要求,日进食的主食400~600克,肉类100~150克,蛋类50~100克,牛奶250克,豆制品100克,蔬菜400~500克。

4. 坚持母乳喂养 因为母乳喂养能促进乳汁分泌,加强母体的新陈代谢和营养循环,将体内多余的营养成分输送出来,减少皮下脂肪的蓄积,从而有效地防止肥胖。

5. 情志舒畅 因为烦躁、生气、忧愁等不良情绪可使内分泌系统失调,影响新陈代谢和营养循环而发胖。

6. 做产后操 对减少腹部、腰部、臀部脂肪有明显效果,分娩1周后在床上做仰卧位的腹肌和俯卧位的腰肌运动,如双腿伸直上举、仰卧起坐、头肩腿后抬等。

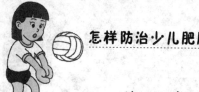

第九节 预防肥胖的办法

肥胖是世界公敌,很多人都知道肥胖有害,不少人通过种种方式减肥,但有的方式方法不对,有的在某些方面有疏忽,有的减肥思想观念不到位,有的对某些问题不知道,有的听别人误传而走入弯路或歧途等,为了肥胖患者减肥告捷,医学保健专家告诉人们预防比治疗更重要,一旦发生肥胖症,冠心病、糖尿病、动脉硬化、高血压、高脂血症等严重危害健康和生命的疾病便会不期而至,活动受限制,整天提心吊胆,给生命罩上一层阴影,将是十分悲观的。再者,肥胖症患者,尤其是小胖墩,面对社会和朋友的讥讽,家人的责骂,饮食的控制,运动的加强,常常是痛苦的,所以面对丰盛佳肴,鱼山肉海时,一定要提醒自己:"筷子多伸向蔬菜,饭菜再好,做到七八分饱,增加室外运动,合理安排食宿,养成良好的生活习惯。"小孩平时喜欢吃肉、汉堡、炸薯条等高热能食物,父母不能因为工作太忙,图个省事,或是怕孩子哭闹,听之任之,结果是不得不去医院。

为预防肥胖,务必在秋冬季注意防范,夏季是防肥胖的好季节。饮食运动要调节。

1. 秋冬季防肥胖 天气转凉,正常人的生理变化是

第一章　从肥胖开始说

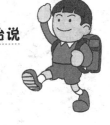

脂肪细胞开始逐渐积聚,以起到冬季保温作用,更为重要的是,秋季里脂肪细胞会重新活跃起来而肥大,因此,秋天最容易使人发胖。每到冬天,有些人就像吹气球一样明显长胖,这是因为在冬季,人体为保温抗寒,耗能较多,此时进食动物脂肪食品就自然增多,冬季胃酸分泌增多,消化吸收能力增强,加上冬季活动量减少,吃进的食物多变成体脂储存,这种"收入增加,支出减少"的收支不平衡,必然导致发胖。胖起来容易,瘦下来难,冬季过胖即使到了夏季往往也难复原,这样每年增加一点,又因受冬补的误导,便会"积累"成个大胖子。

2. 水到渠成在夏季　人们常说肥胖是吃出来的,躺出来的。在夏季,人们出汗多,消耗热能也多,脂肪细胞代谢也较快,人们的睡眠普遍较差,体内的新陈代谢旺盛,相对散发的热能也增多,减肥效果较好的蔬菜,如冬瓜、黄瓜、白萝卜、绿豆芽、辣椒等又都上市,清淡的食物热能低,减肥正是水到渠成,事半功倍。

3. 正确找准五要点　一是水分平衡因素。采用限制饮水来防肥胖、药物脱水防肥胖、热耗失水防肥胖,虽然可使脂肪的分解有一定的消耗,但仅通过排水达到降低体重,只能是"假瘦身防肥",因为水分最容易补充,体重同样也容易反弹。二是内分泌平衡因素。促进脂肪分解或控制脂肪合成速度的药物,服用一段时间后停药,会出现反弹,这是因为单纯依赖药物不能使机体功能得到根本调整和改善。三是食欲中枢神经平衡因素。一些药物可以短时间内改变摄食中枢神经递质在下丘脑的合成,但长期服用此类药物可能产生厌食,停药后可刺激神经诱发过激的摄食行为。四是食欲感官平衡因素。饥饿会使胃囊发生功能性的改变,可导致某些并发症,并伴有1‰的死亡率,这样的做法不可取。五是行为习惯平衡因素。正确瘦身要有良好的饮食习惯,科学均衡的营养结构,行之有效的运动习惯,保持良好的生活习惯。

4. 运动 《吕氏春秋》中说:"流水不腐,户枢不蠹,动也,形体亦然。"坚持适量体育锻炼,可防精气郁滞胖也,真正健美者正是通过持续一定时间的主动合理运动,消耗了多余的脂肪而俊俏。防肥胖运动可以步行、做操、跳绳、踢毽、运动手指等,利用看电视听广播的广告时间巧运动更是棋高一筹。

(1)步行:权威专家说,世界上最好的运动是步行,适应性强,无论男女老少,体质强弱都可进行。饭后45分钟左右散步30分钟(速度4.8千米/小时),热能消耗得快,有利于消耗脂肪,如果饭后2~3小时再进行一次效果更佳。上班族少车多步是个很好的选择。散步最好在

第一章 从肥胖开始说

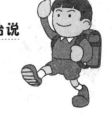

睡前进行,因为晚间空气中氧气含量比早晨多,有益健康。晚上锻炼会使人感到全身发热,有利于入眠。如果恰逢雨天时在小雨中散步既休闲时尚,又开心保健,因为霏霏细雨中空气清新,含有较多有益的负氧离子(空气维生素之称),正符合古代养生学"乐水者康"的观点;热天冒着小雨散步,无异于进行一次天然的冷水浴(但应防雷击)。冬天有逆温现象时(常常表现于城市低空有烟雾),近地层空气中(包括小雨滴)含有污染物,不可外出散步。

(2)做操:生命在于运动,健康在于锻炼。对于长年坐办公室的人来说,坚持在每周上班的5天里,上午10点和下午3点共做两套广播体操,大约只用30分钟,就能消耗837~1 255千焦热能,5天共消耗4 184~6 280千焦热能,可为预防肥胖助一臂之力。坚持体操运动防肥效佳,无论是寒风刺骨的严冬,还是骄阳似火的盛夏,每天坚持做1个多小时的压腿、扭腰、双杠、单杠、吊环、引体向上等体操运动,一分耕耘,一分收获,可显现矫健的身姿。

(3)跳绳:它是健身"一件宝",是一项简单易行的体育活动。跳绳能锻炼人体的四头肌、腿筋及腿肚,使肌肉变得结实而有弹性,是不可多得的瘦身好选择,保持每分钟120~140次的速度,1个小时就可以消耗2 510~4 184

怎样防治少儿肥胖

千焦热能,若每分钟跳140下,6分钟的跳绳效果就相当于半小时的慢跑。

(4)踢毽子:毛毽子虽小,作用却很大,它要求踢毽者心到、眼到、脚到,经常踢毽子,可在中枢神经支配下健全整个神经系统功能,可消耗体内热能而瘦身防肥胖。

(5)经常运动手指:它可使体内脂肪不易堆积,对防肥胖有好处。操练时将两手的食指、中指、无名指并拢,由右向左依次按压三个指压点(肚脐正下方5指宽的1点及其左右各一指宽的两点,共3点),每个点按压5秒钟后再松手,然后移向下一个指压点。如此重复3次,可消除小腹下坠。注意应避开饱腹及空腹。运动手指的另一项是将两手放于腰部,将大拇指的指腹放在离脊柱最近的指压点上(在腰部、脊柱两侧2点,由此向外一指宽处各1点,然后再向外一指宽处各1点,共6点),左右同时按压3秒钟后松手,移向下一个指压点,一直压到最外侧的指压点上,用力越大效果越好,早、中、晚进行3次,其功效是细腰。

(6)利用广告时间做防肥操:①靠墙蹲坐侧举。双手各持一个哑铃,后背紧靠住墙,脚尖朝前,然后背部慢慢往下滑,直到与双腿成90°。手臂向前弯曲90°,哑铃正好与腰齐高,慢慢地把哑铃从身体两侧举起,与肩持平,保持1~2秒钟后慢慢地放下,重复做45秒钟。②跳爆竹。

第一章 从肥胖开始说

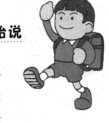

双脚并紧站立,双臂放在身体两侧,身体向上跳起,落地时双脚分开,同时把双臂举过头顶,然后跳起,落地时双脚并紧,双臂重新放回身体两侧,连续做30秒钟。③靠墙蹲坐挤肩运动。保持靠墙蹲坐姿势,哑铃向上举起,手掌朝前,胳膊肘向外翻,慢慢地向内挤压肩膀,直到手臂几乎伸直,保持这个姿势1秒钟,然后慢慢地放低,重复做45秒钟。

5. 饮食预防肥胖要科学 人体的生命活动需要蛋白质、糖类、脂肪、维生素、无机盐和水。蛋白质是生命的物质基础,人体细胞、组织器官的构成都离不开蛋白质。人体生命活动所需的热能10%由蛋白质提供,70%来源于糖类,20%来源于脂肪。维生素被称为"生命的催化剂",参与调节人体的物质代谢,需要量少但不可缺。无机盐也叫矿物质,生命中不可缺少。水虽不能提供营养,但又比营养重要,专家说生命离不开水。人要生存并健康地活着,就必须合理营养,科学膳食,做到早吃好,午吃饱,晚吃少,不暴饮暴食,不偏食,做到饮食有节、少荤多素、定时定量。预防肥胖一要控制热能,二要限食量并定时慢食,三要吃防肥饭防肥粥。

预防肥胖健康饮食法:每人每天1瓶奶,1个蛋,500克蔬菜(含50~100克水果),菌菇类食品不可少,天天要吃豆及豆制品,常吃海鱼好,用鸡肉、鸭肉代替猪肉;每人

怎样防治少儿肥胖

每天食盐少于5克,烹调用油1~2汤匙,米、面粮食约为300克。多吃低热能食物(附表2),如燕麦、黄瓜、冬瓜、山药、海带、黑木耳、香菇、芹菜、藕、萝卜、韭菜、大蒜、豆类、豌豆苗、莴苣叶、山芋、薏苡仁等;少吃或不吃高热能食物,如巧克力、奶油、汉堡、热狗、炸鸡、炸鱼片、烤肉、腊肠、可乐等。

预防肥胖要限制进食量并定时慢食,就餐时不用大碗,因为大碗吃饭容易过多,每天记录食谱,事先制订食谱更好,定时就餐有利于控制饮食行为,进餐时慢食比快食能更早感觉已经吃饱而放下手中的筷子。

常吃以下8种防肥胖饮食有奇效:

(1)用鲜黄瓜150克切片,加食盐1.5克,蒜泥15克,辣椒油5克,醋3克拌匀,佐餐食用。因黄瓜含丙醇二酸,可抑制糖类转化为脂肪。

(2)冬瓜连皮带子500克洗净,加陈皮15克,生姜片10克,同入锅加水500毫升煮熟,吃瓜喝汤,一天吃完。因冬瓜含丙醇二酸,可抑制糖转化为脂肪,陈皮和生姜有解油腻、化脂肪功效。

(3)鲜韭菜500克洗净,切成段,用素油少量入锅大火炒熟,加酱油及醋炒匀,佐餐食用。韭菜含粗纤维、硫化物,能促进肠蠕动,可把多余脂肪及早排出体外而预防肥胖。

第一章 从肥胖开始说

(4) 鲜白萝卜1 000克,洗净捣碎,绞汁取液,生姜50克捣碎取汁,两汁混合当饮料,饭前饭后各饮1杯。萝卜含芥子油,生姜含姜酚,都能解油腻化脂肪。萝卜中的硫化物能通大便,将吃入的脂肪排出体外。

(5) 适量的赤小豆及薏苡仁洗净后,放入锅内先蒸20分钟,然后加入洗净的糯米、冬瓜子,加火煮熟,起锅后加入黄瓜丁即可食用。

(6) 鲜冬瓜100克,去子弃皮切小块,粳米100克淘洗后与冬瓜一起入锅加水,用文火熬成稀粥食用。

(7) 茶叶3克,研粗末,陈葫芦15克研碎,沸水冲泡,代茶饮防肥显效。

(8) 乌龙茶3克,槐角18克,何首乌30克,冬瓜皮18克,山楂肉15克,先将槐角等4味药共煎去渣,以其汤液冲泡乌龙茶饮用。

6. 行为习惯 吃饭快速、不吃早餐、吃夜宵、常吃快餐、饭后即睡、沉溺电视不运动等诸多不良生活习惯会引发肥胖。预防肥胖必须养成良好的生活习惯,包括科学膳食,每天保证8小时左右的高质量睡眠,不要饭后即睡,看电视要注意思想性、知识性、科学性,不可久"泡"电视而打乱正常的生活规律,饭后急于洗澡不利于身体健康,何不采用桑拿浴——冷热交替浴即利用蒸汽浴或淋

怎样防治少儿肥胖

浴使人的皮肤温度升高至 38℃～40℃，停留 5～10 分钟后再进行冷水淋浴，亦可在热水浴里泡上 5 分钟，再进行冷水淋浴，每周 2～3 次，数月后因桑拿浴促进出汗，改善代谢，减轻体重，而预防肥胖显效。

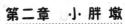
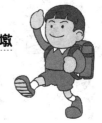

第二章 小胖墩

健康的孩子一般都比较壮实,看上去胖乎乎,很可爱,然而胖孩子不一定都健康,尤其是过胖,可能是一种病态的表现。

有些家长对孩子十分溺爱,经常给小孩吃巧克力、糖果、糕点等零食,或常喝营养饮料、保健品,常给孩子吃奶油蛋糕、炸鸡腿等。上述食品含糖、含脂肪高或口味好,孩子喜欢吃,但热能高。

有些孩子能吃也非常好动,这样的孩子不会肥胖而很健壮。有的孩子却不是这样,家长给的零用钱,几乎用来吃"肯德基",渴了就喝饮料,早上上学怕迟到,养成了早餐吃快餐的饮食习惯,有的孩子每回生病不肯吃药,父母总是哄他(她)"咽下药片就喝橘子水",久而久之养成了喝汽水的习惯。孩子放学回家或是寒暑假里,家长布置大量的家庭作业,还买了一大堆零食与之相伴,孩子多吃高热能食物又很少运动,热能摄入多消耗少即储存于体内转化为脂肪,天长日久越积越多而发胖。发胖的孩子更少运动,但嘴馋多吃又没有改变,结果加重肥胖,这

怎样防治少儿肥胖

样恶性循环的结果造就出一个个小胖墩。不少家长在暑假里花几千元把小胖墩送进减肥夏令营,2个月后孩子确实瘦了,开学后孩子又恢复了原来的生活习惯,体重很快反弹,甚至比以前更重,这是短期减肥越减越肥的后果。

第一节 儿童肥胖的判断

小儿体重一般是随年龄的增长而增重,年龄越小,体重增加越快,1周岁以内婴儿体重的增长是一生中最快的阶段,1年约增重7千克,1~3岁的幼儿期,体重增长速度比婴儿期(从满月到1周岁)减慢,3~10岁少儿体重平均每年增加2千克。2~12岁儿童标准体重(千克)=实足年龄×2+8,超过标准体重的10%称为超重,超过20%称为肥胖,就是人们常说的"小胖墩",超过20%~30%为轻度肥胖,超过30%~50%为中度肥胖,超过50%为重度肥胖。

有资料显示,我国已有2 000万单纯性肥胖的小胖墩,肥胖儿童已占儿童总数的10%,并以每年8%的速度递增。我国青少年肥胖率东北地区最高为13.2%,华东地区次之为12.2%,中南地区最低为10.4%。北京、上海等城市青少年肥胖高达20%,几乎每5个孩子中就有1个小胖墩。

第二章 小胖墩

可见,儿童肥胖症已成为一个社会问题。

根据身高测体重来估算是否肥胖,虽然不很准确,但简便易行,在实际生活中比较常用。表1是0～7岁婴幼儿年龄、身高及体重的关系表,结合上述评估可判断儿童是否肥胖。

表1 0～7岁年龄身高体重的关系

年龄	男		女	
	身高(厘米)	体重(千克)	身高(厘米)	体重(千克)
初生	50.6	3.27	50.0	3.17
1月	56.5	4.97	55.5	4.64
2月	59.6	5.95	58.4	5.49
3月	62.3	6.73	60.9	6.23
4月	64.4	7.32	62.9	6.69
5月	65.9	7.70	64.5	7.19
6月	68.1	8.22	66.7	7.62
8月	70.6	8.71	69.0	8.14
10月	72.9	9.14	71.4	8.57
12月	75.6	9.66	74.1	9.04
15月	78.3	10.15	76.9	9.54
18月	80.7	10.67	79.4	10.08
21月	83.0	11.18	81.7	10.56
24月	86.5	11.95	85.3	11.37
2.5岁	90.4	12.84	89.3	12.28
3岁	93.8	13.63	92.8	13.16
3.5岁	97.2	14.45	96.3	14.00
4岁	100.8	15.26	100.1	14.89
4.5岁	103.9	16.07	103.1	15.63
5岁	107.2	16.88	106.5	16.46
5.5岁	110.1	17.65	109.2	17.18
7岁	114.7	19.25	113.9	18.67

怎样防治少儿肥胖

参照国内外的有关报道,评判儿童是否肥胖可用世界卫生组织推荐的体重指数,即体重指数=体重(千克)/身高(米)^2(表2)。

表2 体重指数分度表

分期	年龄（岁）	体重指数分度				
		正常	超重	轻度肥胖	中度肥胖	重度肥胖
学龄前期	<6	15～18	>18	>20	22	25
小学生期	6～11	16～19	>19	>21	23	27
中学生期	12～17	18～21	>21	>23	25	30

儿童与成人肥胖有所不同,第一,儿童身高增长快,体重变化也大。第二,随着年龄的增加,皮下脂肪含量也有差异。判断儿童是否肥胖及肥胖程度的第三种方法是测定皮脂厚度：测量左上臂肱三头肌部皮肤皱襞厚度加背部肩胛下角部皮肤皱襞厚度的和,标准见表3。

表3 儿童肥胖皮脂厚度评定标准(毫米)

分期	年龄（岁）	皮脂厚度（肱三头肌+肩胛下角厚度）					
		轻度肥胖		中度肥胖		重度肥胖	
		男	女	男	女	男	女
学龄前	<6	<20	<23	<30	<33	<40	<43
小学生	6～11	<22	<31	<32	<41	<42	<51
中学生	12～17	<25	<43	<35	<53	<45	<63

第二章 小胖墩

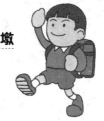

第二节 儿童肥胖类型

儿童肥胖分为单纯性与继发性2种。

单纯性肥胖的孩子占大多数,这些胖孩子原先是健康的,因膳食中摄入太多的热能,这些孩子运动又少,消耗热能过少,造成身体内部的热能代谢失去平衡,多余的热能转化成脂肪在体内储存,脂肪储存得越来越多,超过正常限度,就形成了小胖墩。

继发性肥胖的儿童占少数,这些孩子因为身体内部的脂肪代谢异常,原来就有各种内分泌和代谢性疾病,如脑垂体功能低下、性腺或甲状腺功能减退、肾上腺皮质功能亢进等,这些疾病可导致继发性肥胖。

第三节 儿童肥胖原因

随着人们保健意识的提高,大家都希望自己的孩子要壮不要胖,但一个个小胖墩的出现实在令人发愁,是哪些原因引起的呢?医学专家认为,儿童肥胖原因有遗传基因、家庭教育、心理、饮食、运动、生活习惯等几个方面。

很多人认为孕妇是替两个人吃饭,所以妇女怀孕后,就拼命地多吃,超热能进食,加上活动量减少,没有过多

怎样防治少儿肥胖

的体力消耗,很快就会胖起来,孕妇胖了,导致胎儿的脂肪细胞分裂加速,脂肪细胞明显地多于正常发育的胎儿,脂肪转化速度加快,使胎儿变成肥胖的巨大胎儿。再者,孕妇吸烟,其子女容易成为肥胖儿。德国的一项研究发现,孕妇吸烟,其子女肥胖的可能性是不吸烟母亲的孩子的两倍,这可能是尼古丁对胎儿的脑发育产生不良影响,导致以后食欲控制方面的问题。

1. 遗传 遗传是形成肥胖的一个重要原因。专家说:"有胖母必有胖儿。"调查发现,父母有一方肥胖,子女肥胖的可能性为32%～34%,父母双方均肥胖,子女肥胖率为50%～60%。

2. 管教失当 美国儿科学院学术期刊《儿科》的一份研究报告中说,对孩子管教过严或过松都可能增加6岁以下儿童肥胖的可能性。研究报告指出,管教过严的"训导型"父母硬性规定孩子吃饭,孩子会因心理压力而吃得过多;那些对孩子一味娇惯,不加约束的"消极型"家庭中的肥胖问题也会出现,但与那些家教过严的儿童相比程度较轻。

3. 不良心理因素 社会心理因素也会使孩子肥胖。现代社会竞争激烈,孩子的功课负担越来越重,家长便认为就应给孩子多增加营养,盲目给孩子进补;另外,孩子为了缓解学习带来的压力,也会有意或无意地借助吃零

第二章 小胖墩

食来缓解精神紧张,长此以往,小胖墩有增无减。不少家长过度喂养,过多地叫孩子吃高营养食品,以为这样才能表示家庭富有和喜爱孩子,否则就是亏待孩子,这是家长的不良心理造就小胖墩的因素。

饮食也是引起儿童肥胖的一个重要因素,包括营养过度,饿了吃快餐,渴了喝饮料,不吃早餐,多吃肉,进食快,常吃膨化食品等。孩子从娘肚里出来是父母的心头肉,因没有母乳喂养就改喝奶粉,每天对满一瓶250毫升装的奶瓶,婴儿一哭就喂,一哭就喂,吃多少算多少,一天要喂5~6瓶,天天如此,超出了极限。婴幼儿时期的过度喂养,可促使脂肪细胞数量增加,不但婴幼儿时期肥胖,也为长大以后脂肪细胞体积增大的肥胖打下了基础。

4.缺少运动易造成儿童肥胖 现在独生子女多了,孩子是家中的心肝宝贝,家长对子女娇生惯养,冬天担心孩子受凉,夏天害怕他们中暑,不让孩子做家务,家庭轿车的发展与普及,孩子上街不走路,一年四季很少到户外活动,很多孩子每天有4小时待在电视或电脑屏幕前,不少家长望子成龙盲目给孩子增加许多课外学习,减少了他们体力活动的时间,部分学校体育场地不足,致使学生缺乏运动,边远贫困地方缺乏资金,运动项目太单调或根本搞不起来。如此等等,孩子坐着的时间长了,活动时间

怎样防治少儿肥胖

越来越少,渐渐形成肥胖儿童。

5. 生活习惯 不良的生活习惯是造就小胖墩的重要因素。现在不少孩子往往事事不操心,能坐车绝不走路;能乘电梯绝不爬楼梯;课外活动别人又唱又跳,自己宁可百无聊赖地呆坐在那儿;有的连续几小时坐着玩电子游戏;膳食过于精细,粗杂粮不入口,缺乏微量元素锰,体内含铬量也低,脂肪氧化分解慢而易在体内堆积,胃肠蠕动不活跃常便秘,脂肪也易积聚;吃零食太多,巧克力、糕点、咖啡、糖果、花生米、饮料等高脂高糖食物不离口;边吃饭边看电视,进食时注意力转移到电视画面上,对下丘脑摄食中枢的控制削弱,饱腹感不明显,易导致热能摄入过多;医学专家认为,5~12岁的孩子每天应有10~11小时睡眠,睡眠不足的孩子易发胖,调查发现上述睡觉晚的孩子体重易超标,起床过早的孩子比其他孩子容易长胖,平均睡眠不足10.5小时的儿童,超重的可能性比睡够11小时的儿童高出2倍,睡眠时间短的孩子有14.5%体重超重,而睡眠时间长的孩子身体超重只有7.4%,这是因为睡眠时间长,体内会产生较多的激素,而激素可燃烧脂肪。

第二章 小胖墩

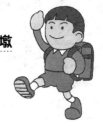

第四节 小胖墩的后患

近年来,儿童肥胖有上升趋势,这一点已经引起家长的注意,然而由儿童肥胖导致的多种疾病,父母知道的并不多。科学家认为,单纯性肥胖儿童长大成人后肥胖的危险性较高,青春期肥胖转变为成人后肥胖的危险性更高。调查发现,出生时体重大于3 200克的新生儿,成年后的肥胖率为18.4%,而出生时体重大于4 500克的新生儿,成年后的肥胖发生率为32.2%,儿童7岁时肥胖者成年时有41%肥胖,10～13岁的肥胖男孩有74%成年时肥胖,10～13岁的肥胖女孩有72%成年时肥胖。肥胖儿童体内免疫细胞功能下降,抗体分泌减少,对抗原的清除能力减弱,那些"虚胖"的孩子身体差,易得病,打针、吃药是家常便饭,感冒、发热似乎与他们结下了不解之缘,小病小灾常常困扰小胖墩。小胖墩的患病率较高,多发高血压、高脂血症、冠心病、糖尿病、脂肪肝、通气不良综合征、性早熟等。

肥胖儿童大脑的脂肪在脑组织过多堆积,可形成肥胖脑,脑沟回减少,神经发育差;肥胖儿童也容易发生脑缺血。因此,智力水平差、反应不敏捷、行动迟钝,不聪明。

怎样防治少儿肥胖

肥胖儿童的发育通常比同龄人早而快,往往在14~15岁时就"长成个了",但好景不长,一般女童13~14岁,男童14~15岁就会停止生长,最终不及体重正常儿童那样高,这是因为遗传、饮食、运动等方面因素,生长激素分泌不足的缘故。肥胖儿童的大量脂肪堆积在颈部、肩背、腰腹和大腿等处,看上去矮胖矮胖的,给人以臃肿、笨拙等不良形象的感觉。

爱美之心人皆有之,人人都渴望自己长得漂亮和健美。儿童一旦出现肥胖,常受到同伴的嘲笑,在学校里,同学们爱给胖孩子起绰号,胖孩子的自尊心受到了严重的伤害,他们不愿意别人说他胖,但又无力反驳,于是变得孤僻、少言、性格怪异、暴躁等。小胖墩有时也会受到老师的歧视,学校组织集体活动,胖孩子因体形臃肿、行动不便而拒之门外;上体育课时因身体笨拙,动作做不规范,常招致满场哄笑;有的老师让小胖墩"看"体育课,不让他们参加运动项目,这些都大大挫伤了胖孩子的积极性,他们觉得自己处处不如人,从而养成了不合群的习惯,使他们心中极易充满忌妒、怨恨等不良心态,常常持续至成年,影响终身。

小胖墩与高血压可以说是一对孪生子。调查表明,小胖墩患高血压的比例是正常儿童的2~3倍,青少年高血压患者至少50%是胖子。

第二章 小胖墩

小胖墩血浆中的三酰甘油、胆固醇、低密度脂蛋白、极低密度脂蛋白均明显高于体重正常儿童血浆里的含量,而高密度脂蛋白却又比正常儿童少,这就是说,小胖墩患高脂血症(即高血脂)为数不少。

小胖墩的体内脂肪含量较多,加重了心脏的负担,心脏功能降低;小胖墩的血压升高,进一步加重了心脏负担;又由于动脉粥样硬化累及心脏的冠状动脉,也使心脏功能降低;小胖墩的体力活动少,心脏冠状动脉侧支循环削弱,供血不足,几方面原因的结合,可导致冠心病的发生。由于血脂中高密度脂蛋白的减少,也增加了罹患冠心病的危险性。美国对1532个因心脏病死亡的儿童尸检发现,所有孩子都患有肥胖症。德国科学家指出,青少年肥胖是一枚滴答作响的"定时炸弹"。

小胖墩体内胰岛素分泌不足,血糖升高,易发生糖尿病。糖尿病患者中,82%是肥胖者,调查发现,超重10%的胖孩子,糖尿病发生率是正常儿童的1.5倍,超重20%为3.2倍,超重25%为8.3倍,而且小胖墩长大成人后糖尿病发生率亦大大高于正常儿童成年期糖尿病发生率。

小胖墩的脂肪肝患病率明显高于体重正常的儿童,据资料报道,日本的中小学生中,肥胖男童的脂肪肝发生率为4%～5%,肥胖女童为1%～3%。

怎样防治少儿肥胖

小胖墩与通气不良综合征形影不离,他们的心脏周围充满了脂肪,心脏就像穿上了厚厚的盔甲一样不能正常地收缩与舒张,心脏每次搏动时泵出的血量减少,为满足机体对血液的需要,心脏必须加快跳动,使小胖墩出现心慌、气短,稍微一动就喘不上气来。小胖墩胸壁脂肪增厚,使肋间外肌收缩受到影响,收缩能力减弱,造成肋骨上提受限,胸腔前后径及左右径变小;腹腔内脂肪组织增多、堆积,造成腹腔内压力增高。因此,当膈肌收缩时,膈肌顶部向腹腔运动受阻,胸腔上下径变小,肺不能充分扩张,使呼吸系统吸入新鲜空气及呼出二氧化碳的功能出现障碍,血液中氧气含量减少,易出现头昏脑涨、嗜睡、疲倦等症状,严重时唇、指等部位发绀。小胖墩常在白天发困、少动思睡,晚上睡眠时打鼾、呼吸暂停。有时发生睡眠窒息,由于呼吸效率降低,持续肺动脉高压,最终可导致慢性肺源性心脏病。

小胖墩体内积有过多脂肪和热能,会导致肥胖男孩性发育迟缓,肥胖女孩性早熟,因肥胖导致不育(孕)患者超过10%。

此外,小胖墩血液里缺钙,表现为睡眠不安,爱出汗,甚至在没有发热的情况下出现抽风症状。医学专家认为,青少年肥胖,进入老年后极易发生冠心病、关节炎、动脉粥样硬化、中风、癌症等疾患,其病死率是普通患者的

2倍。

第五节　小胖墩减肥有高招

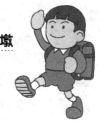

对于已经肥胖的孩子减肥,已属"亡羊补牢",但学习和掌握知识作为借鉴是大有好处和必要的,科学减肥方法应当是,用缓慢的速度坚持长期减肥,并在减肥的同时保证孩子的正常生长发育。

在小胖墩减肥前,应该让孩子知道该不该减肥？能不能减肥？科学减肥该怎么做？没有艰辛、努力和眼泪是空谈无效的。告诉小胖墩,肥胖不只是身上多几斤肥肉,通常伴随着脂质代谢紊乱,继发高血压、糖尿病、高脂血症、脂肪肝等,更严重的后果将发生在成年,寿命会显著缩短。减肥必须有最低限度的要求,必须有毅力和恒心。科学减肥要做到合理膳食,天天运动,改变行为,经过半年到1年的时间,多吃低热能食物,每日摄取的热能都应低于消耗的热能,逐步诱导身体降低脂肪代谢水平,建立新的热能平衡,每月减少的体重不要超过2千克;坚持走路、跑步、骑车、做操、跳舞等有规律的有氧运动;建立良好的生活习惯,取得老师、同学的理解和支持。确定减肥目标,制订减肥计划,了解自己的肥胖程度,实事求是地确定自己减肥的"目标体重",做到体重每周都能减

怎样防治少儿肥胖

一些,对于小胖墩来说,1周不超过0.5千克为宜,减肥计划制订后,犹如"自我承诺"的保证,似一面镜子,要时时对照并坚持不懈,经过一段实践,自己及家人进行评估,收效好的坚持执行,收效不好的进行必要修改再实施。

一、饮食减肥要科学

小胖墩的基本原因是摄入量大于消耗量,从减少摄入量和增加消耗量2方面来减肥,二者虽同等重要,但调节饮食会更有效、更省事。饮食减肥的原则是必须保证孩子的生长发育基本要求和营养平衡,控制热能,做到低脂肪饮食,低糖,低胆固醇饮食,少吃主食,多吃副食,不吃零食,吃好早餐,晚餐宜少,适量饮水,养成良好饮食习惯,改变不良饮食习惯,真正做到循序渐进并持之以恒。

给儿童的低热能饮食,按其身高的标准体重折算,学龄前儿童每日每千克体重给167～209千焦,小学生每千克体重给147～188千焦,中学生每千克体重给126～167千焦。含热能比较低的食物有大白菜、芹菜、黄花菜、莴苣、赤豆。

1. 大白菜 每100克大白菜含热能42千焦,粗纤维1.5克,脂肪0.1克,蛋白质0.8克,糖类1.2克,因富含粗纤维,促进肠壁蠕动,利大小便,故减肥显效。

第二章 小 胖 墩

2. 芹菜 每 100 克旱芹含热能 54 千焦,粗纤维 0.9 克,脂肪甚微,因含较多的纤维,刺激胃肠蠕动,清除肠道内废物,减肥有良效。

3. 黄花菜 又名金针菜,含热能低,每天吃 15 克,半个月后减肥效佳。

4. 莴苣 每 100 克含热能 54 千焦,粗纤维 0.3 克,蛋白质 1.1 克,脂肪 0.2 克,糖类 1.8 克,含热能较低,含水分较多,食后有饱腹感,常食减肥显效。

5. 赤豆 每 100 克干赤豆含热能 1 410 千焦,粗纤维 4.6 克,脂肪 0.8 克,蛋白质 21.7 克,糖类 60.7 克,含有的皂苷物质可通便利尿。古书《本草纲目》中记载,赤豆"其性下行,通乎小肠,能入阴分,治有形之病"。

脂肪来源是肉类和植物油,摄入脂肪多,热能高,易使人发胖,减肥饮食中脂肪含量约占总热能的 25%,每人每日用油量 25 克左右,其中荤油、素油比例在 1∶2 为好,不吃含脂肪高的猪肥肉、鸡皮、肥鹅、鱼脑、奶油蛋糕、油酥点心、油炸食物、巧克力等。豆浆和牛奶是儿童每日所要摄取的重要食物,给小胖墩饮用时不加糖,控制食用含糖饮料和淀粉含量很高的饼干,尽量少吃甜度较高的荔枝、西瓜等水果。日常生活中不吃或少吃肥肉、鱼子等高胆固醇食物。少吃主食,多吃副食,不吃零食。主食量逐步递减,如开始一顿吃 150 克米饭,过一段时间吃 125

怎样防治少儿肥胖

克,要在孩子不知道的情况下逐渐减少饭量,以避免小胖墩可能出现的逆反心理。多吃黄瓜、冬瓜、茭白、莴苣、白菜、萝卜等蔬菜,吃饱腹感强的苹果有好处。零食不要吃,即使嘴馋忍不住也应少吃,因为不少零食含热能较高。

不吃早餐不仅不利于减肥,而且易患高脂血症、胃炎、贫血及胆石症。对儿童来说,早餐是一日三餐中最重要的一餐,对小胖墩减肥很有利,要有适量的淀粉和蛋白质,做到粗细粮搭配,主副食兼顾,多吃新鲜蔬菜与水果,少吃酱菜和咸食品。晚餐要吃少,且以素食为主。因为夜晚的消化吸收功能比白天强,如果胖孩子晚餐吃得多、吃得好,就更容易促进营养物质的消化吸收,摄入过多的热能转化为脂肪在皮下沉积,使得小胖墩越来越胖。

白开水具有促进新陈代谢、调节体温、输送营养、增强机体免疫力等作用,是小胖墩最佳饮品。适量饮水有利减肥,少饮或不饮咖啡或茶,喝水也不可过多,否则会增加心、肾脏负荷,引起胃肠功能紊乱,对健康不利。

小胖墩饮食减肥要教育孩子吃饭定时定量,吃饭速度要慢,宜细嚼慢咽,正常情况下,进餐 10～15 分钟后大脑才能得到吃饱的信号,如果吃饭速度太快,就会出现虽然已经吃饱,但自己却没有感觉到的情况,就会不知不觉多吃很多。小胖墩进食采用少吃多餐,有利于减肥。意

第二章 小胖墩

大利科学家对 2 000 名胖孩子进行测试发现,一天吃 2~3 餐的孩子体重指数是 20.5,而分 5 次或更多次用餐的孩子体重指数是 18.8,同时前者的平均腰围是 68 厘米,而后者的平均腰围是 63.8 厘米,即多次进餐的儿童的腰围都要比集中进餐的儿童细。

为帮助小胖墩饮食减肥,推荐以下减肥食谱及减肥茶,供选用。

赤小豆粥

【材料】 赤小豆 50 克,粳米 50 克。

【做法】 赤小豆洗净后,先用温水浸泡 2~3 小时,然后加水煮烂,再加入粳米煮成粥食用。

芡实粥

【材料】 芡实 30~60 克,粳米 100 克。

【做法】 芡实洗净先用小火慢慢炖烂,加粳米煮成粥常食用。

冬瓜粥

【材料】 新鲜带皮冬瓜 100 克,粳米 150 克。

【做法】 冬瓜洗净切成块,与粳米一同加水按常法

怎样防治少儿肥胖

煮粥,每日早餐空腹温食。

茯苓粥

【材料】 茯苓20克,粳米50克。

【做法】 茯苓研成细粉,与粳米同煮粥,早晚温热食用。

萝卜粥

【材料】 鲜白萝卜100克,粳米100克。

【做法】 将萝卜洗净切碎,与粳米一同加水煮粥食用。

玉米面发糕

【材料】 玉米面200克,面肥50克,碱面3克。

【做法】 面肥放入盆内,加水澥开,倒入玉米面,和成较软的面团发酵。待面团发起,加碱面搅匀。屉布浸湿铺在蒸笼蒸屉上,把面团倒在屉布上,用手蘸水抹平,约2厘米厚,用旺火蒸20分钟,取出扣在案板上,切成块。

二米饭

【材料】 小米50克,粳米50克。

第二章 小胖墩

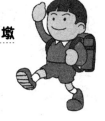

【做法】 二米淘洗干净,放入盆中,加水,上笼旺火蒸 40 分钟。

素包子

【材料】 面粉 200 克,韭菜 200 克,鸡蛋 1 个,素油、食盐、味精各少许。

【做法】 韭菜择洗干净,切碎;炒勺加油,炒鸡蛋。韭菜内拌入鸡蛋和食盐、味精。面发酵后制成 12 个剂子,包入馅,上屉蒸 10 分钟。

三丝炒面

【材料】 面条 150 克,鸡肉 50 克,芹菜及绿豆芽各 50 克,素油及调味料各少许。

【做法】 面条上屉蒸熟,过水挑散,晾干;鸡肉切丝,加料酒、淀粉挂浆;芹菜切斜丝,入开水烫一下。锅置火上,加油烧热,下葱、姜丝、肉丝滑散,放芹菜丝,加酱油、料酒、清汤烧开,投入面条,撒食盐、味精,再翻炒几下出锅。

小白菜炖豆腐

【材料】 小白菜 200 克,豆腐 50 克,酱油 5 克,植物油 3 克,食盐及姜各少许。

怎样防治少儿肥胖

【做法】 小白菜洗净,切成段;豆腐切成块。锅烧热,入油后先煸姜,放入小白菜略炒并加入酱油,再入豆腐,加水没过白菜,加食盐拌匀即成。

清蒸鲫鱼

【材料】 鲜鲫鱼1条(约200克),香菇、冬笋各25克,香菜10克,葱、姜、料酒、食盐各少许。

【做法】 鲫鱼去鳞、鳃及内脏,洗净,鱼身两面划斜刀;香菇、冬笋切片,葱切段,姜切片,香菜切细末。锅内加水烧开,鲫鱼下锅氽烫一下,捞出沥干,入盘,加入料酒、食盐、冬笋片、香菇片、葱段、姜片,上屉大火蒸20分钟,下屉后撒上香菜末。

清蒸黄花鱼

【材料】 黄花鱼1条,葱、姜、料酒、白糖、姜汁、食盐各少许。

【做法】 鱼去内脏,洗干净后,横剖成3段,放在盘中,将各调味料放在鱼上,将盘放入蒸锅中大火蒸10分钟。

枸杞炖兔肉

【材料】 兔肉100克,枸杞子10克,料酒、食盐、白

第二章 小胖墩

胡椒粉各少许。

【做法】 兔肉洗净,切小块,放锅内,加料酒、清汤、食盐、白胡椒粉煮至微沸,下入枸杞子,炖至兔肉熟烂。

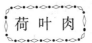

荷 叶 肉

【材料】 带皮猪瘦肉 150 克,粳米粉 50 克,甜面酱、姜、葱各少许,鲜荷叶 2 片,糖、酱油、料酒各适量。

【做法】 肉洗净,切成 7 厘米长,3 厘米宽,1 厘米厚的肉片。葱、姜切丝,与糖、料酒、酱油、甜面酱等调味料调成汁,将肉片放汁中浸泡半小时。荷叶洗净,切成小片,包好肉片,放在碗里,蒸约 1 小时。

减肥健身食谱套餐如下。

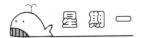

星 期 一

1. **早餐** 馒头,粥,芹菜拌豆芽。1 678 千焦热能。

【做法】 馒头 100 克,粳米 30 克煮粥。芹菜 150 克洗净,剖开切段,焯一下,绿豆芽 150 克焯一下;芹菜、绿豆芽加食盐、醋、蒜泥拌匀当小菜吃。

2. **午餐** 米饭 200 克,白菜烩豆腐,洋葱汤。1 657 千焦热能。

【做法】 ①白菜烩豆腐。锅放油 5 克,烧热煸姜片,倒入洗净切块的白菜200克并翻炒,八成熟出锅。锅放5克油,烧热放大料2粒,炸出香味,倒入豆腐块50克,加食盐,微火炖15分钟改大火,下白菜翻炒,撒味精,出锅。②洋葱汤。100克葱头切丝,锅加水、干辣椒1/4个,煮开,放食盐、味精、2片香菜叶,出锅。

3. 晚餐 窝头,面片汤。1113千焦热能。

【做法】 ①窝头。100克玉米面,25克黄豆粉,适量发酵粉混匀,加温水揉和,将和好的面揪成10个剂子,捏成窝头状,上屉大火蒸10分钟成10个小窝头。②面片汤。将1个鸡蛋打入碗内搅匀,50克洗净卷心菜切丝,5克黑木耳洗净。锅内加水烧开,入50克馄饨皮、卷心菜、黑木耳,煮熟倒入鸡蛋,加食盐、味精,滴2滴香油。

星期二

1. 早餐 荸荠糕,粥。1285千焦热能。

【做法】 ①蒸地瓜100克,荸荠100克去外皮捣烂,倒入锅内,加绿豆粉100克和适量水,小火熬煮,烧至汤汁发黏出锅,盛入盘内,晾凉后切成6块荸荠糕。②主食用25克粳米加水煮粥。

2. 午餐 炸酱面,白菜拌豆腐干,烩鲜蘑。2084千卡热能。

【做法】 ①主食用100克面条煮熟捞出,拌入5克炸酱。②150克白菜心洗净切丝,50克豆腐干切块,二者焯一下,拌入葱丝、香菜末,加2克花椒油及少许食盐、味精。③锅入5克素油,烧热放葱、姜末和250克鲜蘑菇炒几下,加高汤、料酒、食盐、味精,煮开,煮熟出锅。

3.晚餐 素包子,榨菜肉丝汤。987千焦热能。

【做法】①主食用200克韭菜洗净切碎,锅加植物油5克,拌入1个鸡蛋、碎韭菜、食盐及味精作馅。用200克面粉发酵后加碱揉匀,制成12个剂子,包入馅,蒸10分钟成12个素包子。②副食是榨菜肉丝汤。将25克猪里脊肉切丝,50克榨菜切丝,锅加清汤烧开,将肉丝、榨菜丝倒入,加料酒、酱油、味精烧开即可。

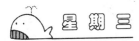

1.早餐 烧饼,豆腐脑,凉拌三色菜。1 444千焦热能。

【做法】①主食用100克面粉拌花椒水和好,发成半发面状,加碱揉匀,擀成大片,撒食盐,刷油,从一边卷起成长条,中间断开,擀成2个圆饼,烤熟成烤饼。另食用250克豆腐脑。②副食用150克芹菜洗净,剖开切段,25克胡萝卜切丝,与50克绿豆芽一起焯一下,拌入2克香油、20克醋,以及食盐、酱油、蒜泥各少许,拌匀成凉拌三色菜。

2.午餐 素水饺。1 686 千焦热能。

【做法】 主食用100克面粉,100克韭菜,50克水发香菇,2克香油及食盐、味精制作12个素水饺。煮水饺时加100克西红柿。

3.晚餐 香菜粥。1 059 千焦热能。

【做法】 将25克鲜嫩香菜洗净切碎,另取50克粳米先煮成稀粥,再加碎香菜及食盐即可食用。

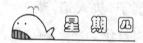

1.早餐 油条,豆腐脑,香菜拌黄瓜。1 506 千焦热能。

【做法】 ①主食。油条50克,豆腐脑250克。②香菜拌黄瓜。将150克黄瓜、10克小辣椒切丁;50克香菜切断,三者共放盘内,加2克香油及少许食盐拌匀即可。

2.午餐 米饭,香菇带鱼、酱炒白菜。1 791 千焦热能。

【做法】 ①主食蒸米饭200克。②100克带鱼切成块,20克香菇泡发切条,一同装盘,加姜片、葱等调料后蒸熟。③200克白菜切碎,炒锅放油5克,烧至八成熟时下白菜速炒捞出。原锅投入10克豆瓣酱煸炒,再下白菜同炒烧开,起锅装盘。

第二章 小胖墩

3. 晚餐 食用青团并喝小米粥。2 275 千焦热能。

【做法】 取青菜叶捣烂取汁 20 克,加入糯米粉 100 克,揉匀,制成 10 个剂子,包入 70 克豆沙,蒸 10 分钟,制成 10 个青团吃。另取小米 25 克洗净加水上火煮成稀粥。

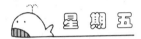
星期五

1. 早餐 花卷,萝卜粥,辣黄瓜。1 523 千焦热能。

【做法】 ①主食为花卷 100 克;白萝卜 150 克切丁,25 克粳米,加水用小火煮萝卜粥。②黄瓜 200 克,切条烫一下,捞出,倒入 2 克辣椒油,撒食盐、味精拌匀,制成辣味黄瓜佐餐。

2. 午餐 蜂糕,熘豆腐,虾米熬白菜。1 628 千焦热能。

【做法】 ①主食是蜂糕。将 50 克玉米面和 50 克面粉一起加水和匀,发好后撒入 5 克葡萄干,倒入碱液,搅成稀糊状。锅屉上铺好湿布,水烧开后倒入面糊,铺平蒸 20 分钟,食时切 4 块。②100 克豆腐切块。胡萝卜和油菜各 50 克,均切片,用开水烫透,捞出沥干。炒锅加植物油 5 克,油热下葱、姜、花椒面、酱油、味精,添一勺汤,调好口味,用水淀粉勾芡,然后放入豆腐、胡萝卜和油菜,颠翻均匀即可。③250克大白菜切段,5克虾米泡发。锅放5克油烧热,煸炒葱花出香味,放入白菜段,翻炒均匀,加食盐、水和虾米同煮,开锅即可。

3. 晚餐 鸡蛋面。1 167千焦热能。

【做法】 锅加水烧开,下挂面30克,打入1个鸡蛋,加入酱油、食盐、味精、葱丝、姜丝、25克菠菜叶,稍煮,滴1克香油,出锅。

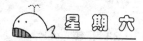

1. 早餐 发糕,家常汤。1 339千焦热能。

【做法】 ①取面粉200克,加温水搅匀,加面肥揉和,静放,发好后加苏打水,和成稀软面团,倒在屉布上,拍平,大火蒸熟。②取猪肉25克,切薄片,水发粉丝25克,水发黄花菜10克,切段,水发玉兰片10克,水发木耳10克,洗净。锅内放油烧开加汤水,投入粉丝、木耳、玉兰片、黄花菜段,加料酒、酱油和食盐,烧沸后投入肉片划散,沸时加味精,即可出锅,制成家常汤食用。

2. 午餐 米饭,素炒胡萝卜,冬瓜氽牛肉丸子。2 460千焦热能。

【做法】 ①蒸米饭150克。②200克胡萝卜切丝,烧热油锅,放入姜片、花椒煸炒,倒入胡萝卜丝、食盐及适量高汤翻炒,八成熟时加入葱末,炒几下即可。③250克冬

第二章 小胖墩

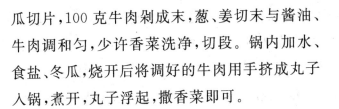

瓜切片,100克牛肉剁成末,葱、姜切末与酱油、牛肉调和匀,少许香菜洗净,切段。锅内加水、食盐、冬瓜,烧开后将调好的牛肉用手挤成丸子入锅,煮开,丸子浮起,撒香菜即可。

3. 晚餐 雪菜肉丝面。1 205千焦热能。

【做法】 雪菜100克洗净,切碎,炒锅放油烧热,放25克肉丝煸炒,加水煮开后,入100克面条,加料酒、雪菜,至面条煮熟,加味精,制成雪菜肉丝面做晚餐。

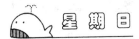

1. 早餐 饼干50克,牛奶250克。1 347千焦热能。

2. 午餐 面条,韭菜炒豆芽,蘑菇什锦。

【做法】 ①面条100克。②100克韭菜切段,炒锅加油5克烧热,放150克绿豆芽和100克韭菜一起煸炒,加酱油、食盐、味精,翻炒几下,出锅。③金针菇50克,香菇50克,水发木耳50克,一起放热水中,煮熟,捞出,拌2克香油及少许味精、食盐即可。

3. 晚餐 萝卜丝糕,小馄饨。1 025千焦热能。

【做法】 ①主食取100克萝卜切细丝,虾米5克及冬菇5克泡软,切细丝,三者混合加粳米粉100克,适量清水拌和,铺于屉布,撒上虾米和冬菇末,蒸熟,出锅后切成4块,食用萝卜丝糕。②鸡肉小馄饨。20克鸡胸脯肉

怎样防治少儿肥胖

剁成泥,加味精和食盐搅拌,边搅拌边淋10克清水,至肉泥成黏性,用50克馄饨皮包小馄饨。另取榨菜5克切丝,紫菜5克撕碎,加葱花、食盐、虾皮放入汤碗中,冲进半碗鲜汤。锅放水,煮沸,倒入小馄饨,浮起,加少许冷水再煮沸,捞起,加作料及鲜汤,即成鸡肉小馄饨。

中医学古籍里有关用茶饮治病疗疾的记载不胜枚举,如《神农本草经》曰:"神农尝百草,日遇七十二毒,得茶而解之。"又如,唐代大医药学家陈藏器在《本草拾遗》中称:"诸药为各病之药,茶为万病之药。"药学研究表明,茶中含有一些特殊物质,不仅可以阻止摄入过多的脂肪,也就是"化解油腻",更重要的是能够燃烧脂肪,达到减肥目的,况且饮茶不像药那么难以入口,小胖墩饮用减肥茶可以在不知不觉中"喝"掉肥胖,不愧是饮食减肥的好方法,推荐下列13款减肥茶,小胖墩不妨一试:

(1)奶茶:先将半杯牛奶和10克白糖加水煮沸,再加2克茶叶冲泡,每天饭后饮服,可消肥健脾、化食除胀。

(2)菊花茶:茶叶2克,干菊花2克,开水冲泡,每日饭后饮用,降脂减肥显效。

(3)桑叶茶:每晚用1杯凉开水浸泡5克干桑叶,次日凌晨空腹饮下,再冲凉开水浸泡数小时,当天喝完,如此饮用一个春夏,体重减轻,小胖墩变瘦。

第二章 小胖墩

（4）桑枝茶：将嫩桑枝20克切成薄片,放入茶杯中,以沸水冲泡10分钟,每日1剂,不拘时代茶饮用,连服2～3个月,减肥效佳。

（5）乌龙茶：系半发酵茶,含有促进消化酶和分解脂肪的成分,可燃烧体内脂肪,饭前、饭后喝1杯乌龙茶减肥颇佳。亦可取乌龙茶3克,槐角18克,何首乌30克,冬瓜皮18克,山楂肉15克,先将槐角、何首乌、冬瓜皮、山楂共煎去渣,以其汤液冲泡乌龙茶饮用,减肥效果更佳。

（6）普洱茶：产于云南,其中"陈旧普洱坨茶"是减肥茶中的上品,可去腻刮脂,效果十分明显。饮用时取6克置杯中,用沸水冲泡10分钟,或加清水煎沸5分钟,每日1剂,不拘时温饮。

（7）荷叶茶：每日取鲜荷叶50～100克（干品25克）,煎汤,每日分6次且空腹喝（注意只煎1次）,连服3个月,减肥效果明显。或荷叶10克,绿茶10克,沸水冲泡随饮。亦可取干荷叶60克,生山楂10克,薏苡仁10克,橘皮5克,共制成细末,混合后放入热水瓶中,用沸水冲泡,每日1剂,不拘时代茶饮,连续服用100日。另有一种荷术汤可减肥,取荷叶、苍术、白术、黄柏、牛膝、薏苡仁、黄芪、桂枝、木瓜、茯苓、泽泻、山楂、车前草、虎杖、夏枯草、甘草各等份,混合均匀后,每次取9克水煎,代茶饮。

(8)山楂茶:山楂可消食化积,常冲泡代茶饮对减肥有好处。取山楂、金银花、菊花各10克,将山楂打碎,3味加水煎汤取汁,每日1剂,不拘时代茶饮,减肥效果明显。亦可取山楂、茶叶、麦芽、陈皮、茯苓、泽泻、神曲、夏枯草、炒二丑、赤小豆、莱菔子、决明子、藿香各等份,共研细末,每次用6~12克,开水冲泡当茶饮。

(9)陈葫芦茶:陈葫芦15克,茶叶3克,研成粗末,沸水冲泡,代茶饮。

(10)决明茶:决明子、茵陈、干荷叶、山楂、金樱子各等份,用微波炉小火焙干,粉碎成粗末,储瓶备用,每日1次,每次1勺(3~6克),沸水冲泡10分钟后代茶饮,1周后见效。

(11)苦丁茶:由野生苦丁茶树嫩叶精制而成,取适量开水冲泡,饮用可减肥。

(12)杜仲茶:所含成分可促进新陈代谢和热能消耗,取适量开水泡饮,可使体重下降。

(13)三花茶:玫瑰花、茉莉花、玳玳花、川芎、荷叶各9克,研末混匀,每日1剂饮服,用80℃~100℃开水冲泡,不拘时,连用3个月。

第二章 小胖墩

二、运动减肥好处多

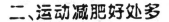

胖孩子该如何减肥？专家认为，与饮食减肥相结合，运动疗法是治疗儿童单纯性肥胖较为有效的途径，因为肌肉活动时需要消耗大量的脂肪，促使体内脂肪减少，体重下降，无论是肥胖成人还是小胖墩，从实践效果看，减肥还是运动好。

生命在于运动，如何让孩子更多地运动呢？专家认为，对于某些功课太紧或性格过于文静内向的孩子，家长可以通过改变日常生活习惯，巧妙地引导孩子运动，如让孩子步行或骑车上学；周末带领全家去登山，去公园或郊外踏青；孩子晚上做功课时，中途适当休息，带孩子到楼下散散步；找孩子的同伴进行跳绳比赛、踢毽比赛等。当孩子感受到运动的乐趣和益处，就自然会养成运动的习惯。

小胖墩运动减肥应多样化，时间不宜过长，密度要小一些，运动中可安排一些短时间休息，孩子的可塑性强，无论正确或错误的动作都容易形成习惯，因此必须注意动作的规范化。

儿童保健专家认为，小胖墩的运动减肥应按不同年龄特点选择运动项目，注意运动方法与内容，强度要因人而异，时间安排尽量恰当。

怎样防治少儿肥胖

6岁时人的身体协调能力已基本成熟,可拍皮球,跳减肥操等。儿童减肥操锻炼方法如下:①1分钟原地抬腿走,同时用力摆双臂。②分腿站立,两手触肩。一臂用力向上伸出,同时脚跟上提,还原后再换另一臂做。重复4~6次。③分腿站立,两臂自然下垂。两臂经身前向上摆起,同时提脚跟,然后有弹性地深蹲,同时两臂经身体前向后下方摆动。重复5~10次。④分腿站立,两臂身体前交叉。上体尽力向一侧转体(脚不离地),双臂随之摆动;然后再换另一方向做。每个方向重复4~6次。⑤分腿站立,两臂侧举。吸气鼓腹,双手收至腰间,呼气收腹,双手还原。重复6次。⑥分腿站立,双手叉腰。先向左侧做身体前屈,两手尽量触地,上体尽量靠近大腿;然后向右侧身体前屈。每侧2次。⑦分腿站立,两臂快速向前移动,同时配合身体动作:出左脚,抬右肩,沉左肩;出右脚,抬左肩,沉右肩,交替进行。共行走15~20步。⑧摆臂原地向上弹跳20~25次,然后原地踏步,不要憋气。⑨分腿半蹲,两手叉腰。跳起在空中向右转体90°,然后向左转体90°。每个方向重复6~8次。⑩分腿站立,两臂下垂。提脚跟,双手伸直向上摆起,手心向前,保持这个姿势2~3秒,然后还原,重复4次。

6~10岁,运动强度与运动种类可逐渐增加,进行跳绳、踢毽等项目。

第二章 小胖墩

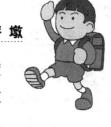

10～11岁,可选择身体负担不大,以速度和灵敏为主的项目,如体操、游泳、花样滑冰、技巧运动等。

12～13岁,可选择耐力和力量为主的篮球、足球、排球等项目。

15～16岁,可增加一些力量性的长跑、举重等项目。

小胖墩运动减肥应采取锻炼全身体力和耐力的有氧运动,如散步、骑自行车、慢跑、快走、上下楼梯、爬坡、打羽毛球、踢毽、跳绳、游泳等,以达到微微出汗的程度为好。专家说,饭后45分钟(速度4.8千米/小时)散步半小时,热能消耗得快,最有利于减肥,如果能在饭后2～3小时再进行1次,减肥效果更佳。运动强度要因人而异,运动量过小,不能消耗多余的热能,减肥效果差,运动量过大,超过身体的负担能力,又会影响健康。所以,运动必须掌握循序渐进的原则,以孩子第二天肌肉不感到酸痛为宜。运动时间最好是1周3～5日,每次45分钟以上。下午与晚上运动比上午运动能多消耗120%的热能,因此减肥运动以下午3时半至5时为宜。

小胖墩运动减肥与家务劳动相结合是非常必要的,这方面做父母的要注意6点:一是让孩子知道不是家务劳动需要孩子,而是胖孩子减肥必须常动。二是从小让孩子明白参加扫地、洗菜等家务劳动,是他(她)们自己应尽的义务和责任,而不是帮父母干活,这样会使孩子心甘情愿地去干,而不会讨价还价。三是不要用许诺的手段来引诱孩子做家务,可以让孩子做一些简单的事情,如把报纸拿给爸爸,给妈妈拿双拖鞋,把自己的垃圾、废纸等丢到废纸篓中、玩完玩具放回原来的盒子里并按原来的方位摆好等,从小培养其做家务活的良好习惯。四是让孩子体会到家务劳动的快乐,增加趣味性、竞技性,如帮助摆餐桌时,可让他(她)放一些色彩鲜艳、有图案的桌垫、餐巾纸等,限定时间干完某项家务活,由于提前完成而大加表扬等。五是平时父母不要因为做家务而发牢骚,孩子做家务时自己不可在一旁看电视或玩电脑游戏。六是不要用劳动来惩罚孩子,这样会使孩子对家务劳动产生厌恶感。

总之,减肥多管齐下才有成效,家长在帮助孩子减肥的同时,还要鼓励孩子多与同龄伙伴接触交流,避免产生性格孤僻、自卑等心理问题。

三、减肥警句要记牢

胖孩子进行减肥前一定要进行一次身体检查,也就是说看看孩子除了肥胖以外,有没有其他疾病,如下丘脑疾病、肾上腺疾病、胰岛疾病、高血压等都会导致儿童出现肥胖,在排除这些病因后就可以针对小胖墩进行体重

第二章 小胖墩

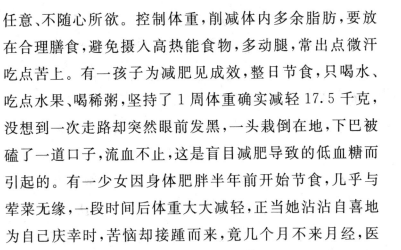

控制,在态度、速度、时间、饮食、运动、药物上不要走入误区。

1. 减肥态度 对待减肥的态度不盲目、不任意、不随心所欲。控制体重,削减体内多余脂肪,要放在合理膳食,避免摄入高热能食物,多动腿,常出点微汗吃点苦上。有一孩子为减肥见成效,整日节食,只喝水、吃点水果、喝稀粥,坚持了1周体重确实减轻17.5千克,没想到一次走路却突然眼前发黑,一头栽倒在地,下巴被磕了一道口子,流血不止,这是盲目减肥导致的低血糖而引起的。有一少女因身体肥胖半年前开始节食,几乎与荤菜无缘,一段时间后体重大大减轻,正当她沾沾自喜地为自己庆幸时,苦恼却接踵而来,竟几个月不来月经,医生经过详尽的问诊和检查后,告诉她因为盲目减肥,过分节食造成月经紊乱或闭经。从以上两例看出减肥盲目随意有后患。小胖墩减肥时家长不能强令他(她)们这也不吃,那也不吃,这样会适得其反,导致暴饮暴食反而有害。再者,小胖墩减肥既要科学又要持之以恒,做到避免久坐,坚持运动,多多饮水,增加纤维,控制食欲,不偏食,做到减肥不反弹。

2. 减肥速度 减肥速度不过快,不突击,不过度。小胖墩减肥是一个循序渐进又持之以恒的过程,减肥速度不宜过快,否则易患胆结石。短期减肥是越减越肥,有的

怎样防治少儿肥胖

家长带小胖墩到减肥俱乐部或是到减肥夏令营去减肥,短时间的节食及高强度运动虽有成效,但时隔不久孩子又恢复了原来的生活习惯,体重很快反弹,甚至比以前更肥胖。有的胖孩子减肥心切,希望在短时间见成效,于是常不吃早餐,长期一日两餐,两餐时间拉长,在饿了个透后第二餐吃得更多,使一时消耗不了的热能统统转化成脂肪储存起来,于是小胖墩更显臃肿。减肥是科学进餐,非盲目节食,如果节食过度,减少人体必需蛋白质、维生素和无机盐,会引发多梦、睡眠差、记忆减退等神经衰弱症状;更不可禁食减肥,采取饥饿禁食可能在禁食数天后食欲猛增,会使体重反弹。专家认为,减肥需科学运动,并非是过度运动,正确的做法是每次运动20~30分钟,强度以活动后出微汗为好,休息10分钟后心率恢复正常。切勿拔苗助长,希望几天显佳效,运动量太大对胖孩子健康不利,甚至引发疾病或意外。

3. 青春期 少女青春期不可大肆减肥,因为青春期需要储备一定的脂肪,月经初潮方能如期而至,并保持一定规律。如盲目大肆减肥,体脂减少,会使初潮迟迟不来或月经紊乱,甚至闭经。

4. 节食减肥要科学 小胖墩饮食减肥固然要少荤多素多水果,但仅吃蔬菜、水果,头发所需蛋白质及锌、铁、铜等微量元素严重不足,容易导致头发营养不良而

第二章 小胖墩

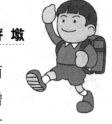

枯萎脱落,本来为健美而减肥,却因全素食而脱发则令人担忧。人们都明白饭吃多了会增加体重而肥胖,而以多吃菜少吃饭或全吃菜不吃饭来减肥,结果是事与愿违,因为多吃菜耗油量必然超过标准——每人每日5克左右,也会增加热能而增肥。有的小胖墩减少正餐量,常吃瓜子、花生、芝麻、核桃、腰果、松子等零食,忽视了零食也具热能,多吃也会增肥。

5.体育锻炼 儿童体育锻炼应多样化,时间不宜过长,注意身体能得到全面协调的锻炼。剧烈运动后不宜大量喝水,更不能多吃冷饮或冷食,以免刺激胃肠的血管突然收缩而引起胃肠功能紊乱。在锻炼后可补充一些维生素、蛋白质。少年儿童的身体各器官、组织尚未发育成熟,有着许多和成年人不同的生理特点,因此儿童运动要看年龄,"拔河"伤心,"倒立"伤眼,"长跑"要掂量,"掰手腕"要慎重。拔河比赛时运动强度大,对抗性强,需要很大的静止力和耐久力,出力过猛对心脏不利,也容易造成腕关节脱臼和软组织损伤。经常进行倒立或每次倒立时间过长,会损害眼睛的眼压调节力,对视力不利。长时间的跑步会使儿童营养入不敷出,也使骨细胞的生长速度受到影响,妨碍孩子正常的生长发育。掰手腕时要屏气,这样会使胸腔内压力急剧上升,静脉血向心脏

怎样防治少儿肥胖

回流受阻,致使静脉内滞留的大量血液会猛烈地冲入心房,可对心壁产生过强的刺激而发生意外,再者发生扭伤也是司空见惯的。

6. 小胖墩减肥不提倡吃减肥药 有的小胖墩或家长认为减肥无需求医,可以自己解决,便在市场上购买减肥药来治疗肥胖,听广告上说的乱用减肥药。医学专家认为,药物减肥在于抑制食欲、抑制吸收和增加排泄3个方面,这3种机制都会导致人体所需营养的缺乏,造成生理功能的减退,导致食欲严重抑制,引起营养不良,体质下降,健康状况每况愈下,严重影响儿童的生长发育。

第三章 预防儿童肥胖办法多

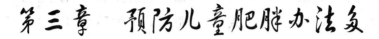

正常情况下,为什么孩子有时胖些,有时瘦些呢?这与皮下脂肪及肌肉的发育有关。5个月的胎儿皮下脂肪就开始发育了,健康足月的新生儿已体态丰满。出生后头6个月颜面及四肢先迅速增长,腹部也相继增大。6个月~3岁,皮下脂肪不断增加,娃娃显得胖乎乎的。3~8岁皮下脂肪的增加暂时停止,此时肌肉开始增长,随着肌肉的增长,孩子的体力逐渐增加,活动也越来越多。8岁以后皮下脂肪又继续发育,孩子又重新丰满起来。到了性成熟期,女孩子的皮下脂肪发育超过了男孩,逐渐形成了女性所特有的体形。

研究表明,5~6岁前发胖的儿童,成年后患肥胖症的可能性比那些小时候不胖的儿童高出2倍。5~6岁儿童属正常"抽条期",身体发育的自然趋势是越来越瘦,5~6岁以后儿童发育进入由瘦变胖的"脂肪回弹期"。所以,家长应抓住儿童肥胖的两个高发期:一是婴儿期,活动范围小,吃的食物营养丰富;二是6~8岁的年龄初期,就餐乱且进食快又多,尤其是荤菜吃得多蔬菜吃得少。孩子

怎样防治少儿肥胖

一旦肥胖,减起来很困难,所以防胖墩要从小抓起。家长重视,给予指导,根据儿童的生长、发育、心理特点,坚持减肥不减食、减肥不减肉的原则,从心理、饮食、运动3方面齐抓共管,社会上的小胖墩将会越来越少。

第一节 从准妈妈开始

不少人认为女性怀孕后需要两个人的营养,因此必须多吃又吃好。这种看法只对了一半,因为腹中的胎儿会吸收母体大量营养,孕妇所选择食物会直接影响胎儿,吃得不好胎儿会缺乏营养,但也不能吃得过多过好,一则毕竟不是需要两个大人的饭量,二则孕妇体重过重也有害。表4是孕妇体重增加参考值。

表4 健康孕妇体重增加参考值

妊娠前体重	体重增加量（千克）	后6个月每周体重增加量（千克）
体重较轻者	13～18	0.45
体重正常者	11～15	0.36
超重者	7～11	0.32
肥胖者	7～9	0.23

第三章 预防儿童肥胖办法多

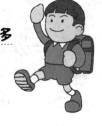

孕妇要合理增加营养(表5):

表5 孕妇每日所需营养

	热能（千焦）	蛋白质（克）	钙（毫克）	铁（毫克）	维生素B_1（毫克）	维生素B_2（毫克）	维生素C（毫克）
非孕妇	8786	65~70	800	18	1.1~1.2	1.1~1.2	60
孕4~6个月	9623	80~85	1000	25	1.5	1.7	130
孕7~9个月	9623	90~95	1200	25	1.5	1.7	130

1. 热能 胎儿生长发育需要热能,就像汽车需要有燃料来供给动力一样,孕妇需要增加的热能,主要用于胎儿生长、胎盘及母体组织的增长,孕妇妊娠4个月后每日增加热能837千焦,相当于175克米饭(大米50克),或100克馒头(面粉50克),或400克苹果,或120克猪瘦肉。

2. 蛋白质 胎儿生长发育的基本材料是蛋白质,如瘦肉、鱼类、奶类、蛋类、豆及豆制品,对胎儿的脑发育非常重要,孕妇所摄入的蛋白质有一半储存于胎儿体内。

3. 脂肪 提供饱和脂肪酸,如肉类、动物内脏、蛋黄,以及不饱和脂肪酸,如植物油、大豆、花生、芝麻、核桃,以保证胎儿神经系统的发育和成熟,并促进脂溶性维生素的吸收。注意不可摄入过多脂肪,以免导致肥胖。

4. 糖类 胎儿代谢需要葡萄糖,应保持孕妇血糖水

怎样防治少儿肥胖

平的正常,以免胎儿血糖过低。妊娠3个月内是胎儿神经管发育的关键期,孕妇补充足量的菠菜、生菜、芦笋、红苋菜、龙须菜、豆类、苹果、柑橘等含叶酸丰富的蔬菜、水果十分必要。但应注意膳食中糖类的量不可过多,否则会转化为脂肪而发胖。

5. 影响人体的元素 ①补钙。整个妊娠期胎儿需从母体摄取30克钙,自妊娠30周起,所需钙量急剧增加,每天至少要摄入钙1 200毫克,同时多摄入富含维生素D的食物,帮助钙的吸收。膳食中富含钙及维生素D的有虾皮、牡蛎、淡菜、牛奶、沙丁鱼、鲑鱼、海带、泥鳅、豆制品、香菜、芝麻酱、莲子、杏仁、香菇等。②补铁。多数孕妇会出现不同程度的贫血,因此补铁很必要。膳食中多吃黑木耳、红枣、动物血、动物肝脏等,多吃瓜果,因瓜果中含有丰富的维生素C,能促进食物中铁的吸收。③补碘。孕妇缺碘可造成胎儿脑发育障碍,胎儿出生后可表现为明显的智力低下和精神运动障碍,重者可造成胎儿畸形、早产、流产、死胎及新生儿死亡,因此膳食中应多吃海带、紫菜、海鱼、虾等海产品。④补锌。锌对大脑发育作用重大,并对胎儿的视觉、性器官的发育也有影响,孕妇膳食中应多吃含锌丰富的牡蛎、海螺、海蚌、蘑菇、瘦肉、禽肉、豆类、海带、酵母、坚果等。⑤补锰。锰对胎儿的智力发展,以及孕妇预防骨质疏松有好处,膳食应多吃

第三章 预防儿童肥胖办法多

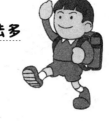

大豆、扁豆、香菜、核桃、家畜家禽肾等。⑥补铜。铜可降胆固醇,防心血管病,膳食中应多吃糙米、芝麻、菠菜、猪肉、肝脏等。⑦补磷。磷可使血液及体液的酸碱平衡,有助于B族维生素的吸收利用,促使心脏有规律搏动,膳食中应多吃花生、栗子、虾、杏、谷类、南瓜子、葡萄、大豆等。

6. 杂粮 在妊娠期间,适当吃一些小米、燕麦、荞麦、高粱、红薯等杂粮,以及主食中吃一些糯米,对平衡机体的五脏活动,预防孕期的一些并发症大有益处。小米中的蛋白质、脂肪和部分维生素的含量比大米要高,如烟酸和胡萝卜素较为丰富,有滋阴补虚、健脾益肾、除湿利尿作用。孕吐时用小米煮粥,或粳米、小米共煮粥,对减轻恶心、呕吐非常有用。民间有煮红枣小米粥或是红糖小米粥给孕妇开胃补虚之说。燕麦有健脾益气、补虚止汗、养胃润肠之功效,富含B族维生素、蛋白质(尤其是赖氨酸)及微量元素锌,对糖类和脂肪的代谢具有调节作用,可降血脂、调节血糖、防止便秘,其中的钙、磷、锌等无机盐既可补钙又防贫血,孕妇每天食用燕麦不要超过50克,临产前更要少吃,因食用过多有滑肠催产的可能。荞麦味甘性凉,营养丰富,富含维生素B_3,可开胃宽肠、下气消积,可用于大便秘结、湿热腹泻等,对孕期贫血、糖尿病有辅助治疗作用。高粱有健脾胃、消积止泻作用,可治疗

怎样防治少儿肥胖

孕产妇消化不良、大便溏泄。红薯有补脾养心、益气通乳、去脏毒之用,经过体内代谢可调节人体酸碱平衡,含有的纤维素能促进肠道蠕动,刺激排便,减少肠毒素吸收,是对抗肠道肿瘤的好东西,因含糖多,所以血糖较高者不宜多吃。糯米能温补脾胃,益肺养气,脾胃虚弱者不宜多食,会引起胃胀、不消化。总之,准妈妈吃的食物品种应该多一些,做到细粮和杂粮结合食用,这样营养吸收更易全面均衡,但注意杂粮不宜占过高的比例,因为一般粗纤维会较多,过多食用可能抑制铁、钙等微量元素的吸收。

第二节 从母乳喂养做起

新生儿最好的食品是母乳,母乳喂养的孩子生长发育明显优于人工喂养儿。医学专家认为,母乳中酪蛋白含量少,在胃中形成的凝块少,容易消化吸收;白蛋白含量高,且多以免疫成分(即抵抗疾病的成分)形式存在,这些成分能抵御细菌、病毒侵袭,预防和治疗感染;母乳中不饱和脂肪酸含量高,有助于大脑发育;母乳中所含成分可防止婴儿的肥胖。研究发现,接受母乳喂养的时间越长,婴儿长到学龄阶段后患肥胖症的可能性越小;母乳中乳糖含量高,喂养的新生儿粪便呈酸性,不利于大肠杆菌

第三章 预防儿童肥胖办法多

生长;母乳中的钙、磷比例适中,肠道易吸收,母乳中的铁也易吸收,因此母乳喂养儿较少发生佝偻病及缺铁性贫血。总之,母乳是婴儿最理想的食物,也是预防小儿肥胖的一绝。美国哈佛大学医学院的一项研究报告指出:出生6个月内全母乳喂养的婴儿比喂配方奶粉的婴儿少年时期体重超重的危险性要低。母乳喂宝宝,长大不肥胖,这是医学界的共识。

为帮助缺乳少乳产妇增加母乳分泌,推荐以下19方供参考选用:

1. 鱼汤粥 鲤鱼(约500克)1条,剖肚去内脏,勿去鱼鳞,洗净后以文火煮汤,同时加入姜末、料酒煮至鱼肉脱骨刺为度,去骨刺留汁。另用洗净粳米100克加水煮粥,待粥汁黏稠时,加鱼汁与2根葱搅匀,稍煮片刻,食用时加入香油及食盐少许,每日早晚空腹时吃。

2. 鲢鱼丝瓜粥 先煮小米100克,待水沸时将1条鲢鱼(去内脏及鳃)及10克丝瓜仁放锅内再煮熟,空腹吃鱼喝粥。

3. 通草鲫鱼汤 活鲫鱼(100~120克)1条,刮鳞去内脏洗净,同10克通草一起加适量水,武火炖至鲫鱼熟透,吃鱼喝汤。

4. 王不留行鸡 母鸡1只,剖腹去内脏并洗净,炒王不留行60克,将其装入鸡腹内并缝合,加水文火煮至鸡熟,稍加食盐后食肉喝汤,分5次吃完。一般食2只药鸡后可见效。

5. 五味鸡 母鸡1只,宰杀去毛及内脏,洗净;桂圆(去壳、核)、荔枝(去壳、核)各15克,莲子(去皮、心)15克,黑枣、枸杞子各15克洗净。上述前4味与鸡一同放大沙锅内,加30克冰糖、食盐和水,上笼蒸2小时,再放入枸杞子蒸5分钟,取出后撒上胡椒粉佐餐,随意食用。

6. 炖猪蹄 猪蹄2只,黄豆及花生仁各60克,共炖至熟烂,分早晚2次吃完,连吃3天乳量充足。

7. 菜粥 黄花菜50克洗净,瘦肉100克洗净,切片,与100克粳米共煮粥,粥熟时加入葱、姜、食盐各适量,每日1次,温热食用。

8. 营养催乳粥 猪蹄1~2个煎取浓汤,另将3~5克通草及10~15克漏芦水煎取汁,然后用猪蹄汤和药汁同100克粳米共煮粥,粥熟时放入葱白稍煮,每日2次,温热食用。

9. 鲜虾汤 新鲜大虾100克,煎去须足,洗净,加水煮汤,加入黄酒20克后食用。

10. 催乳汤 王不留行、穿山甲、生鹿茸各100克,研细末,每日3次,每次9克,用猪蹄汤送服。

11. 小茴香粥 小茴香10~15克,煎煮取汁去渣,加

第三章 预防儿童肥胖办法多

入粳米50～100克共煮成粥,每日2次,趁热服,3～5日为1个疗程。

12. 丝瓜路路通饮 丝瓜络1个,路路通7个,水煎煮后每日分2次服。

13. 豆腐红糖煎 豆腐150克,红糖50克,加适量水煎煮,待红糖溶解后加入50毫升米酒,一次吃完,日服1次,连续5日。

14. 黄芪当归煎 赤小豆30克,黄芪30～40克,当归10克,炮穿山甲(研末冲服)6克,路路通10克,通草5克,柴胡3克。加减:乳房柔软、身体乏力者,酌加党参;乳房胀痛者,酌加川楝子;腰痛者,酌加川续断、菟丝子。每日1剂,水煎分2次口服,连续服3～5日效佳。

15. 穿山甲粥 先将10克穿山甲,15克路路通水煎取汁,加入50克粳米及适量红糖煮成粥,每日1～2次,温热食用。

16. 豌豆沙 豌豆50克洗净,加水煮至豆熟烂,每日2次,空腹温热食。

17. 鸡蛋蘸芝麻 黑芝麻炒香,加食盐适量,共研细末,鸡蛋煮熟后去壳,蘸芝麻盐末食用。

18. 南瓜仁 南瓜子25克,去壳取仁,纱布包裹捣碎如泥,加糖拌匀吃,早晚空腹各1次,连服5天,对气血不足、营养失调或肝郁气滞所致缺奶效果极佳。

怎样防治少儿肥胖

19. 麸皮饮 麸皮或米糠1碗,水2碗,加少许食盐,混合浸泡1～2小时后煮沸,滤渣,加红糖饮汤,每日2～3次。

有的产妇虽然乳汁量充足,但乳汁滞留不下,这就要施行催乳了,为此要注意3点:①要母婴同室,让孩子形影不离地跟随母亲,这可增加母亲的兴奋性,增加催乳素的分泌。②让孩子经常吸吮乳头,这可刺激脑垂体产生催乳素。③保持乳头的卫生,乳罩不可过紧,要用柔软的乳罩托住乳房。

以下8方药膳可使不下的乳汁顺利分泌让婴儿吸吮:

1. 煎鸡蛋 先用豆油煎鸡蛋,待鸡蛋稍凝时将1克七厘散撒在蛋黄上,待药变色后即起锅,连同鸡蛋一起吃,每日1次,连吃3～7日显效。

2. 黄芪柴胡粥 黄芪10克,柴胡5克,水煎取汁,加粳米100克煮粥,待熟时调入适量白糖,再煮一二沸即成,每日1剂。

3. 红参大枣粥 红参10克研末,大枣5枚去核,同100克粳米共煮粥食用,每日1剂。

4. 红薯骨头汤 红薯250克,新鲜的黄狗脊髓骨500克,先将红薯用水洗净勿破皮,与鲜狗骨同煮至烂熟,任意饮服。

第三章 预防儿童肥胖办法多

5. 鲫鱼汤 鲜鲫鱼500克,去鳞除内脏洗净,不放食盐加水煮汤,汤色呈乳白色时吃肉喝汤,每日2次,连服3~5日。

6. 韭菜砂仁猪蹄 连根鲜韭菜150克,洗净切碎,砂仁4克,鲜猪蹄1只,先将猪蹄煮烂,再将二味放入煮10分钟,食时放点食盐,每日1剂。

7. 红薯粥 红薯200克,洗净去皮切成块,与100克粳米加水煮粥,温热服食。

8. 莴苣甘草粥 莴苣子10~15克,捣碎后与3~5克生甘草共煎取汁,去渣,加糯米100克共煮粥,每日3次,3~5日为1个疗程。

及时断奶。9~10个月的婴儿,体重比出生时增加了5千克左右,母乳已不能满足其生理需求,此时就该准备断奶了,断奶并不困难,重要的是早2个月逐渐培养孩子学会并习惯吃各种食物,不可用母亲乳头涂抹红辣椒等方法,让小儿突然失奶,这种不正确方法势必影响小儿的情绪。

产妇因病不能哺乳,或经多种方法努力后母乳仍缺少怎么办?有人采取牛奶来喂养婴儿,专家认为,这样不好,因为市场上出售的牛奶含有过多的蛋白质和无机盐,而不饱和脂肪酸和微量元素的含量很少,最好选用婴儿奶粉喂养。在婴儿长到6个月以后,进食时可以添加少

怎样防治少儿肥胖

量经过消毒的全脂牛奶,最好还要掺入一些米汤。

用牛奶喂养婴儿要合理卫生,不可过量或过浓,不然容易为孩子长大后肥胖埋下隐患。刚出生1～2日的婴儿,每次喂15～30毫升(加2倍水稀释);以后喂奶量逐渐增加,2周后牛奶浓度渐大,奶和水的比例为3:1;再过渡到4:1。满月后牛奶不必加水稀释;表6供家长参考。

表6 婴儿每日牛奶喂养量及饮水量

年龄	每日喂奶量（毫升）	每日饮水量（毫升）	喂哺次数（次）	每次喂哺量（毫升）
1～3日	120～140	140～150	7～10	15～30
4～7日	180～200	150～180	7～8	60～70
2～3周	280～300	180～200	6～8	80～90
3～4周	300～350	200～220	6～7	90～120
1～3个月	400～550	220～250	5～6	120～150
4～6个月	550～600	250	4～6	150～210
7个月～1岁	600～700	300	3～4	210～240

全日的奶量和水分各分5～6次给予,水可加入牛奶中,在两次喂奶之间喂水。

第三章 预防儿童肥胖办法多

第三节 预防婴儿肥胖

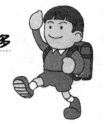

胎儿从娘肚里出生至28日为新生儿,1岁以内的小儿为婴儿,1~3岁的为幼儿。婴儿肥胖的预防包括两方面。

1. 膳食 上面细说了婴儿最好的食物是母乳,正常情况下,母乳含有4~6个月婴儿生长发育所需的全部营养物质和水分,因此母乳喂养的婴儿在4~6个月内不必添加任何食物和饮料。一些妈妈在孩子4个月后往往会感到自己的奶量不够,发现孩子吸吮时间延长,要求吃奶的次数频率增多,这就需要补充食物了。

如果母乳不足,孩子从第四个月开始可以补充大米汤、米糊,其次是面条,开始给很少的量,试用一种食物,观察1周,以后逐渐增加,在加食过程中孩子没有拒食,没有呕吐、腹泻等反应,说明该食物可以被接受,以后可试加另一种食物。给婴儿补充的第二类食物是青菜汤、青菜泥、胡萝卜泥,开始不加热,略加一点香油,一勺一勺地让孩子适应,先是蔬菜后是少量果汁和果泥,不要忘了继续按指定量服用鱼肝油。补充的第三类食物是鸡蛋黄,可将蛋黄压成末,以少到多加入汤水中,以后可以一点一点地加入捣碎的肝末、去骨鱼末,以及鸡、猪、牛等的

怎样防治少儿肥胖

肉末;可试用豆浆、豆腐脑,这些食物可加少许油,但尽量不加食盐。

如果母乳不充足,或是母亲一天中有时不能喂奶,或是断奶过渡一下,适于婴儿补充的第四类食物是配方奶粉或全脂奶粉,对于孩子发育、骨骼的生长、保持均衡的营养,预防肥胖等都是有好处的。

给婴儿吃的食物都是从一茶匙开始,甚至半茶匙开始,并逐步适当增加。4个月的婴儿有的乳牙开始萌出,这是孩子咀嚼能力的开始,这时可以逐步让孩子进食一些半固体食物,如一小块蛋糕,以锻炼其牙齿,以后可以给少量固体食物,如一小块饼干,尽早锻炼其牙齿的咀嚼能力,让孩子养成吃固体食物的习惯,有利于预防婴儿肥胖。

在给婴儿补充食物时,注意不要让孩子吃乳儿糕、乳儿粉、儿童营养粉、麦乳精等,因为这些食品含糖量较高,儿童摄入糖过多,热能过剩,引起肥胖;再者,含糖过多的饮食可影响孩子食欲,妨碍婴儿对其他营养物质的吸收,对其生长发育不利,长大以后变得脾气急躁,形成不良个性。

2. 运动 预防婴儿肥胖是宝宝的运动,运动能使身体动作轻巧、灵活、肌肉发达、心肺功能增强,不仅可以锻炼身体,还能促进智力发育和预防肥胖。

第三章 预防儿童肥胖办法多

从出生开始,除了正常的进食,洗温水澡就是他们人生的第一堂运动课。满月后,可抱孩子到室外散散步,每日5～10分钟,改善机体的气体交换状况,使体内血氧含量增多,有助于健康发育。2～3个月,在婴儿空腹时,让他(她)趴在硬板床上,训练孩子抬头;也可先让婴儿平卧,然后上肢交叉伸屈,再将下肢交叉伸屈,锻炼肩部及腿部肌肉,让孩子适应四肢运动。3～4个月,当婴儿能用双臂支撑上身抬头时,可拿玩具在婴儿的头前左、右摇动,训练婴儿转头和把头抬得更高。4～5个月,可以帮助婴儿练习翻身,让孩子仰卧在硬板床上,妈妈一只手摇晃玩具,逗引婴儿向一侧转头,另一只手则轻扶婴儿背部,帮他(她)翻身。或者先握住婴儿的双脚,再将他(她)的身体左右翻转。在婴儿能够自己翻身时,可以训练孩子转到趴的姿势。5个月时,可以训练婴儿跳蹲。妈妈坐在椅子上,两手扶在婴儿腋下,让他(她)站在妈妈大腿上,妈妈一边说"跳一跳",逗引婴儿,一边将婴儿提起,再放下,以锻炼婴儿的双腿支撑力。6个月时,可以训练婴儿坐起。让婴儿仰卧,两手抓住妈妈的一个拇指,妈妈同时用手握住婴儿的两手手腕,另一只手则扶着婴儿头部让他(她)坐起来,再让其躺下,如果婴儿头能挺直不向后倒时,可渐渐放开扶头的手。7个月时,可以训练婴儿向前爬动。让婴儿趴在硬板床上,把他

怎样防治少儿肥胖

（她）喜欢的玩具放在伸手可及的地方，婴儿跃跃欲试，想向前爬，去摸那些玩具，妈妈可用手掌托顶婴儿的脚底，帮他（她）向前爬取玩具。8个月后，可以训练婴儿扶栏站立。把婴儿放在围栏内，婴儿为抓取栏上挂着的玩具，会自己扶着栏杆站起来，并挪动脚步。亦可先让婴儿俯卧，将两脚提起，再慢慢地放下，锻炼上身及腕部力量，为孩子独自站立做准备。9～10个月，可以让孩子学走路，准备动作是先让婴儿蹲着或跪着，再拉住他（她）的双手，使其立起，锻炼下肢肌肉。或让婴儿坐在学步车内，开始时可能会后蹲后退，大人可帮助扶车，向前推移，帮助婴儿双脚向前移步。10个月时，可以训练婴儿站立并向前迈步。大人双手扶在婴儿腋下，帮助婴儿站稳后，慢慢放开手，并拍手说"宝宝乖乖，站得好"，以鼓励婴儿。在婴儿站稳后，可训练迈步，大人握着婴儿的手，牵着婴儿向前迈步，或者让婴儿手扶推车，慢慢向前推，学习迈步。1岁左右就会走路，3～4岁时已会跳会跑，这是婴儿运动功能的发展，坚持适当的运动锻炼，不仅使其体格健壮不肥胖，而且会令大脑聪明。

第四节　预防幼儿肥胖

从1～2周岁这段时间，体重一般只增加2.5～3千

第三章　预防儿童肥胖办法多

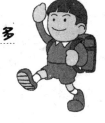

克,两周岁以后,每一年体重只增加2千克,这与婴儿期相比差别很大,许多父母以为孩子长得不够,总认为孩子吃得少,长得慢,整天追着孩子喂,逼孩子吃,孩子要吃什么给什么,孩子什么时候要吃就什么时候吃,有的甚至给孩子吃补品,家长的心意虽好,后果不良,可导致小胖墩。

1. 饮食　有关专家认为,预防幼儿肥胖的饮食措施很重要。

(1)限制糖的摄入:糖的甜味可以改善食物的口感,美味可口,幼儿很喜欢吃白糖、红糖、冰糖、水果糖、奶糖、棒棒糖、巧克力等花样繁多的糖。一方面要看到幼儿适量吃点糖是适宜的,因幼儿生长发育快,对热能的需求量大,可在逛公园、爬山、做游戏时给少量的糖让孩子吃。另一方面更要看到幼儿从小多吃糖,不仅导致龋齿,影响智力,易近视,而且会转化为脂肪储存在体内,导致体重超出正常范围,引起肥胖。

(2)坚持每日喝牛奶250毫升:牛奶既容易消化,又含多种营养素,是幼儿发育不可缺少的食物。全脂奶中的脂肪含有多种脂肪酸和磷脂,脂肪酸中的不饱和脂肪酸和磷脂中的脑磷脂、卵磷脂、神经磷脂等都有各自的特殊功能,乳脂中还含有多种脂溶性维生素,这些都是孩子生长发育不可缺少的营养物质。要知道,肥胖的发生和

怎样防治少儿肥胖

营养物质的缺乏是有关系的,所以适当增加幼儿营养,坚持每天喝全脂奶,对预防幼儿肥胖是有好处的。

(3)多吃蔬菜和水果:卷心菜、番茄、马铃薯、龙须菜、胡萝卜、甜辣椒、豆类等蔬菜,苹果、草莓、菠萝、鲜枣、柑橘、梨子等水果,含有丰富的多种维生素和膳食纤维,既可保证幼儿的正常生长发育,又可预防幼儿肥胖。

(4)多吃粗杂粮:玉米、小米、高粱、燕麦、杂豆等粗杂粮,含有丰富的膳食纤维,谷皮和谷胚中富含无机盐、B族维生素,特别是维生素 B_1 有促进热能代谢的作用,对预防肥胖有良好作用。幼儿膳食中应做到粗细搭配,粗粮应充分煮熟。

(5)合理补充无机盐:碘和钙是人体必需的微量元素,也是幼儿期容易缺乏的两种微量元素。碘在人体中主要参与甲状腺素的生成,增强人体的热能代谢,使糖类、脂肪及蛋白质的分解代谢增强,氧消耗量增加,从而预防脂肪的堆积和肥胖的形成。钙有利于维持人体酸碱平衡,帮助骨骼正常成长与发展,减少人体脂肪。幼儿膳食中应常吃含碘丰富的海带、紫菜、海鱼、虾米等,含钙丰富的虾皮、豆类及豆制品、坚果、绿色蔬菜等。

(6)零食问题:常吃零食,尤其是孩子过多吃糖果、巧克力、奶油蛋糕,以及膨化食品爆米花等,产热能高易肥

第三章 预防儿童肥胖办法多

胖,幼儿最好不吃或少吃易发胖的零食。合理选择零食也是预防肥胖的重要方面,可用水果、黄瓜、番茄给孩子吃,亦可用少量的饼干、面包、豆沙包、酸奶、豆浆、小花卷等给孩子吃。

2. 运动 预防幼儿肥胖的第二项措施是运动。运动锻炼包括全身协调能力、反应能力及运动能力的训练,可以通过以下8种锻炼方式来进行:

(1)跑步刹车:父母站在孩子的对面,逗引孩子跑向自己,当孩子跑到面前时,赶快抱住他(她),长时间训练后,宝宝就学会刹车了。

(2)学踢足球:父母先做示范,先朝一个大目标踢球,如把球踢到墙上,时间长了再跑动踢球,这样的运动可锻炼孩子的脚和身体其他部位的协调功能。

(3)开飞机:让孩子两臂侧平举坐飞机的翅膀,在平地上小跑,时而直起跑,时而弯腰跑,像飞机一样下降俯冲。

(4)走平衡木:把一块150厘米长、20厘米宽的木板垫高15厘米,在大人看护下,让孩子从这一头走到另一头,可朝前走、倒退走、侧身走,而且可以做各种动作,如一手提着一个玩具娃娃,或者双臂向上,双臂平行外展,头上顶一本书等,这种锻炼可以培养孩子登高时掌握全身平衡。

(5)钻拱桥:大人双腿跪下,两手撑在地上,形成一个"拱桥",让孩子迅速从"拱桥"下面钻过,跑过来跑过去,锻炼孩子的耐力。

(6)抓肥皂泡:大人吹肥皂泡,让孩子抓,东吹一个,西吹一个,让孩子来回又跑又跳。

(7)扑蝴蝶:把孩子带到野外平坦的草地上,用自制的网子让孩子到处扑抓飞舞的蝴蝶,能否抓住蝴蝶不要紧,重要的在于孩子在跑来跑去过程中培养了反应能力,得到了运动锻炼。

(8)老鹰抓小鸡:让孩子站在妈妈的身后抓住妈妈的衣服,爸爸在前面,装作老鹰似的要抓站在妈妈身后的孩子,孩子不停地躲,妈妈张开双臂保护着身后的孩子。玩一会儿,可以让孩子当老鹰,爸爸作"小鸡",换个角色继续玩,孩子既开心又多跑动,得到了运动锻炼。

3.做家务 适合2~3岁孩子做的家务:①起床时叠被子。②刷牙、洗脸、穿衣、脱衣。③擦桌子、擦镜子(父母喷水)、擦掉家具上的灰尘。擦干打不碎的盘子。④把垃圾筐搬到收集点并倒入大袋子中。⑤擦小块地板。⑥去花园拔草、取报纸。⑦玩后收拾玩具、整理杂志、沙发垫。⑧帮助喂养小动物。⑨把碗勺放进洗碗池。⑩按规定布置餐桌。

为督促孩子的家务劳动,培养劳动技能和兴趣,父母

第三章 预防儿童肥胖办法多

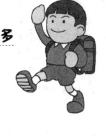

和孩子可利用打扫卫生一起做游戏,可以做出榜样与孩子一起干,也可以装着吃惊的样子加快把活干完。

(1)辨别颜色和形状的游戏:"让我们先捡起红色的玩具,然后再捡起蓝色的。""我们先捡起正方形和长方形的玩具,再拾起圆形的。"

(2)跟我做:"你整理床的这边,我整理床的那边。""我擦地,你吸尘。""我扫地,你拿来撮箕。"一起干活时,讲几则笑话增兴趣。

(3)真让我吃惊:父母分配好孩子干活后离开房间,过一会儿出其不意地返回,吃惊地赞许孩子真棒!真能干!

第五节 预防少年肥胖

当背着书包步入小学读书的时候,已是少年儿童了。6岁左右年龄段的少年儿童肥胖率比较高。这个年龄段的孩子,身高和体重都在发育过程中,如果身高正常,体重过重,这是真正的肥胖,如果身高不足,体重超重,这就是人们所说的"小胖墩"。

医学专家认为,预防少年儿童肥胖6岁是个关键期,具体措施主要是制订合理而有规律的个人饮食习惯,持

怎样防治少儿肥胖

之以恒的户外活动和体育锻炼。

1. 饮食 少年与幼儿相比,咀嚼能力和消化能力逐渐增强,他们的饮食可以由软到硬,为预防少年儿童肥胖,要合理选择动物性蛋白质,主食及脂肪要适量,限制油炸食品,吃零食要有度,要多吃蔬菜。

蛋白质对于造就一个健康结实的少年非常重要,肌肉及血液的主要成分都是蛋白质,可吃些瘦的猪肉、牛肉、羊肉、鸡肉,包括这些肉类的制品,脂肪含量较低的兔肉、鱼肉可多吃一些,多吃植物蛋白含量最多的大豆更好。

米面等主食是孩子的重要热能来源之一,其主要成分是淀粉,虽不需要很多,但必须适量供给,为了预防肥胖,可适当限制孩子的主食摄入量,但必须保证热能供给。现在有的孩子误认为多吃饭会肥胖,于是便少吃饭多吃菜,甚至不吃饭全吃菜,这种做法与预防肥胖正好是反其道而行之,其实米饭脂肪少供热少是减肥食品,各种菜含油脂多供热也多,多吃会肥胖。

脂肪是人体所需的重要营养物质,少年生长发育所需总热能的1/3要来自于脂肪。脂肪吃多了热能过剩易肥胖,吃少了影响成长也不利。只依靠糖类(即米面等碳水化合物)补充热能,若过多吃含糖类食物,热能过剩也易肥胖,也许不少成人还有这样的印象:20世纪60年代

第三章 预防儿童肥胖办法多

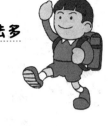

国家经济困难时期,少油无油饮食使众人胃口猛增,同样道理,少年摄入脂肪过少,饭量大增而不加控制也会肥胖。

油炸食物香脆可口,但含有过多的脂肪、糖、盐,多吃致胖作用明显,因此预防少年肥胖,应限制进食油炸食物。

孩子多吃零食会肥胖,并非不吃零食就是好,关键要有一个度,水果吃一些有好处,花生、核桃、鱼片、牛肉干可以经常变换着吃,形形色色的饮料最好不喝,糖果不多吃,零食应在两顿主餐之间吃,不要在饭前、饭后或睡前吃,也不要边看电视边吃,因为这样会在不知不觉中吃进很多,导致肥胖就后悔莫及了。

很多老百姓都希望少年儿童要壮不要胖,专家指出,要让孩子长得壮实,需补充多种维生素和微量元素,因此在少年的日常膳食中,多吃新鲜蔬菜是不可忽视的。

2. 运动

(1)伸舌减肥操:通过舌尖运动,刺激咽喉与颈部的肌肉,促进耳朵、面部与颈部淋巴液的流通,借此排出人体内的多余水分与废物,从而达到减肥的目的。练习时,①把舌头尽量伸出,同时双肩下落,保持5秒钟,复原。②舌头向上方伸展,同时双肩下落,保持5秒钟,复原。③舌头向下方伸展,同时双肩下落,保持5秒钟,复原。

怎样防治少儿肥胖

④舌头转向右侧,同时左肩下落,保持5秒钟,复原。

⑤舌头转向左侧,同时右肩下落,保持5秒钟。每天操练10次防肥胖效果显著。

(2)爬梯子:在大人的保护下,在较低的地方挂一副软梯子,让孩子抓梯子爬上去,然后爬下来。

(3)拍球运动:父母在地上画一条曲线,让孩子练习拍球,要求是一个球落在曲线右侧,下一个球落在曲线的左侧,并要边走边拍。

(4)对接反弹的球:甲孩和乙孩对面站着,相距1米左右。甲孩把球一拍,让球弹到乙孩对面,乙孩接住弹过来的球后也照样拍球,把球再弹回甲孩一边,甲孩接后又拍回乙孩,如此反复地来回拍球。

(5)单脚跳:大人在地上画10条线,每条线相距20~30厘米,然后让孩子单脚跳,跳一步越过一条线。

(6)下蹲运动:孩子跟爸爸站着,爸爸的手摸孩子的头,爸爸说"蹲",孩子住下蹲,爸爸说"起",孩子就站起,如此反复进行。

(7)踩线跑:在平地上画直线、曲线等各种线,让孩子踩线跑跑跳跳。

(8)抱球运动:大人把一个皮球擦干净,让孩子抱着球在床上滚动,然后让孩子把球移到胸前,双腿弯曲,在床上左右滚动。

第三章　预防儿童肥胖办法多

（9）沿线爬行：大人在地上画一条直线，让孩子沿着线在地上爬，要求爬得越快越好。

（10）钻椅子：让孩子腹部着地钻椅子，亦可背贴着地钻椅子，要求完全靠手、脚、腰、背、头等部位协调配合，身体不要碰着椅子。

（11）抢摆绳：让孩子手持跳绳进行抢摆，并做各种跳跃动作，可以在原地跳，也可以向前跑动着跳。

第六节　预防青少年肥胖

十多岁的青少年是人生第二个发育高峰期，身高、体重迅速增长，各脏腑、组织、器官迅速发育，性与智力发育皆逐步接近成熟。专家认为，7～13岁也是肥胖发生的高峰年龄段。这个时期的青少年就餐常不规范，且进食过快，因此青少年肥胖的预防，要求在家长的监督下，合理补充营养，培养良好的饮食习惯，同时要加强体育锻炼。

1. 饮食要全面　为满足青少年身体迅速生长发育之需要，供给足够的热能、充足的蛋白质及维生素和无机盐，饭要吃饱，适当补充脂肪性食物，豆、蛋、肉、奶、鱼之类的高蛋白食品应变换着安排到一日三餐中去，每日500克新鲜蔬菜及几个水果不可少，以保证充足的维生素和无机盐。

怎样防治少儿肥胖

进食时囫囵吞枣害处大,损坏胃肠易肥胖;快餐及油炸食物不入口,热能过高引肥胖,细嚼慢咽要做到;早餐一定要吃好,头一日晚上进食的营养已耗完,当日任务繁重早餐很重要,更何况青少年学习紧张,吃好早餐有助于一整日的学习,有助于增强记忆,日常补液多饮白开水,饮料不喝为好。

有的少年或家长怕上学迟到不吃早餐,或催促狼吞虎咽,造成孩子午饭前饥肠辘辘,中餐猛吃,不仅不利于肥胖的预防,而且是导致肥胖的一个重要原因,少年儿童要养成早睡早起的好习惯,早餐吃些馒头、面包、大小米粥、豆浆、酸奶、营养麦片、拌黄瓜、拌萝卜、拌西红柿、鸡蛋、水果沙拉等。

2. 运动不可少 预防少年肥胖加强体育锻炼少不了,中小学生大部分时间都是坐着上课、做作业,上学、放学都坐公交车或私家车接送,回家坐着看电视、玩游戏机,活动量大大减少。舒服的生活对少年健康会带来负面影响,因此预防肥胖,不做小胖墩,体育锻炼不可少。

体育锻炼要循序渐进,持之以恒,运动量由小到大,养成天天锻炼的习惯,每日至少要在30分钟以上,可因人、因时、因地进行走路、慢跑、骑自行车、打乒乓球、打羽毛球、游泳、健美操等,绝不可三天打鱼两天晒网,这样是难以预防肥胖的。

第三章 预防儿童肥胖办法多

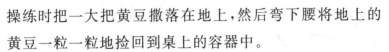

预防腰腹部脂肪堆积所引起的肥胖,可进行每日10～15次的仰卧起坐、仰卧上举腿、躯干锻炼。进行俯拾运动也是一个较好的选择,操练时把一大把黄豆撒落在地上,然后弯下腰将地上的黄豆一粒一粒地捡回到桌上的容器中。

可凭自我感觉判断锻炼的强度够不够。如果锻炼中没有出汗,食欲及睡眠均无改善,说明运动量不够,需要逐步增加运动量。如果在运动中出了微汗,锻炼后感觉轻松舒适,食欲和睡眠都比以前好,学习效率比以前高,说明锻炼适度。如果锻炼后感到头晕眼花,身体疲倦,不再想锻炼,说明运动量过大,要减少运动量。

第七节 莫因减肥搞垮身体

肥胖不仅仅是形象问题,更是健康问题,肥胖者为了健康采取科学方法减肥是正确并提倡的,要知道,小胖墩减肥并不是减去肌肉和水分而使体重下降,应该减去的是体内多余的脂肪,或通俗地说,应减去肥肉而不是瘦(精)肉,做到充实健壮不肥胖。

减肥要有决心、恒心和毅力,切莫无知而步入误区。例如,怕多吃而肥胖便多菜少饭,甚至全菜无饭,或是完全放弃肉食、奶制品,这样一来,人体缺乏对生命至关重

怎样防治少儿肥胖

要的营养素,身体每况愈下,疾病四起,本来减肥是想有个靓丽的身体,错误的做法反而把身体搞垮,后悔莫及;有些小胖墩禁不住林林总总的减肥广告诱惑,既花了冤枉钱,又把健康推向反面;许多小胖墩经过努力但不见成效,没过多久坏习惯又回来了更肥胖。科学减肥要从小抓起,从源头上抑制脂肪的吸收与体内脂肪合成,加强基础代谢,促进体内囤积脂肪的化解,坚持"良好心理、合理运动、科学膳食"三管齐下,真正做到不仅有一个健壮漂亮的外表,还要为减少或免去生病的危险。

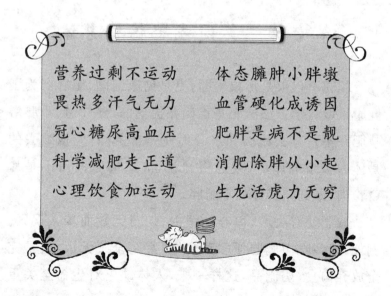

营养过剩不运动　　体态臃肿小胖墩
畏热多汗气无力　　血管硬化成诱因
冠心糖尿高血压　　肥胖是病不是靓
科学减肥走正道　　消肥除胖从小起
心理饮食加运动　　生龙活虎力无穷

附 录

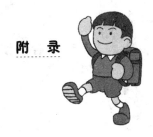

附表1 1～16岁少年儿童体重热能摄入关系

类别	体重（千克）		热能（千焦/日）	
	男	女	男	女
1岁	9.9	9.2	4600	4400
2岁	12.2	11.7	5020	4810
3岁	14.0	13.4	5650	5440
4岁	15.6	15.2	6066	5860
5岁	17.4	16.8	6694	6276
6岁	19.8	19.1	7112	6694
7岁	22.0	21.0	7531	7112
8岁	23.8	23.2	7950	7531
9岁	26.4	25.8	8368	7950
10岁	28.8	28.8	8786	8368
11岁	32.1	32.7	9204	8786
12岁	35.5	37.2	9623	9204
13岁	42.0	42.4	10042	9623
16岁	54.2	48.3	11715	10042

怎样防治少儿肥胖

附表2 常用食物的热能

食物(100克)	热能(千焦)	食物(100克)	热能(千焦)
大米	1448	米饭(上白米)	485
糯米	1456	方便面	1975
挂面(标准粉)	1439	烙饼	1067
馒头(蒸、标准粉)	975	面条(切面、标准粉)	1172
蒸米饭(籼米)	477	小麦粉(标准粉)	1439
燕麦片	1632	小米	1498
荞麦面	1481	油条	1615
鲜玉米	444	芝麻	2761
玉米面(黄)	1448	豆腐	339
豆腐脑	167	豆腐干	586
豆腐丝	841	腐竹	1921
千张(百叶)	1285	豆浆	54
豆沙	1017	黄豆粉	1749
豇豆	1347	蚕豆(带皮)	1314
绿豆	1322	豌豆	1402
素什锦	724	扁豆	113
赤小豆	1293	豆角	126
荷兰豆	113	黄豆芽	184
绿豆芽	75	豌豆苗	121
芸豆角	105	发芽豆	536
甘薯(红心)	414	荸荠	247

附 录

续表

食物(100克)	热能(千焦)	食物(100克)	热能(千焦)
胡萝卜	155	白萝卜	80
红萝卜(小)	88	马铃薯	318
藕	293	山药	234
玉兰片	180	芋头(毛芋)	331
竹笋	80	大白菜	88
菠菜	100	菜花	100
大葱	126	生姜	193
大蒜	527	小茴香	100
茭白	96	韭菜	109
荠菜	113	芹菜	59
生菜	54	蒜苗	155
莴苣	59	小白菜	63
雪里蕻	100	油菜	96
茼蒿	88	空心菜	84
苋菜(紫苋菜)	130	卷心菜	92
白兰瓜	88	冬瓜	46
佛手瓜	67	苦瓜	80
黄瓜	63	丝瓜	84
南瓜	92	西瓜	105
甜瓜	109	西红柿	80
西葫芦	75	冬菇(干)	887

怎样防治少儿肥胖

续表

食物(100克)	热能(千焦)	食物(100克)	热能(千焦)
茄子	88	蘑菇(鲜)	84
海带(干)	322	白木耳	1418
木耳(干)	858	草莓	126
菠萝	172	柑	213
橙	197	海棠果	305
桂圆(鲜)	293	梨	155
蜜橘	176	李	151
蜂蜜	1335	荔枝	293
樱桃	163	苹果	218
葡萄	180	桃	201
柿	297	核桃(带衣)	2803
香蕉	381	栗子(生)	778
杏	151	干枣	1105
鲜枣	515	生花生仁	2356
猕猴桃	234	火腿肠	887
炒花生仁	2431	午餐肠	1092
香肠	2126	酱牛肉	1029
叉烧肉	1167	驴肉	339
牛肉(肥)	795	兔肉	427
牛肉(瘦)	444	羊肉(肥)	828

附 录

续表

食物(100 克)	热能(千焦)	食物(100 克)	热能(千焦)
午餐肉	958	卤猪肝	849
羊肉(瘦)	494	猪肉(瘦)	598
猪肉(肥)	1653	猪小排排骨	1163
猪油	3728	鸡	699
扒鸡	900	肉鸡	1628
鹅	603	鸡翅	812
板鸭	1887	鸡胸脯肉	557
鸡腿	757	卤煮鸡	887
烤鸡	1004	牛乳	226
烤鸡(肯德基)	1167	酸奶	301
牛乳粉(全脂、速溶)	1950	鸡蛋白	193
鸡蛋(白皮)	577	鸡蛋黄	1381
鸡蛋(红皮)	653	鸭蛋	686
松花蛋	716	鸽蛋	427
咸鸭蛋	795	大黄鱼(大黄花鱼)	402
草鱼	469	带鱼(白带鱼、刀鱼)	531
小黄鱼	414	鲢鱼	427
鲫鱼	452	鲤鱼	456
黑鲢(胖头鱼)	289	罗非鱼	322
黄鳝	347	海参(水浸)	100

怎样防治少儿肥胖

续表

食物(100克)	热能(千焦)	食物(100克)	热能(千焦)
甲鱼	440	对虾	389
鱿鱼(水浸)	314	河虾	352
海虾	331	豆油、花生油	3761
虾米(海米)	816	蛋糕	1452
饼干	1812	面包	1305
凉粉(带调料)	209	烧饼	1364
年糕	644	麦乳精	1795
冰淇淋	527	杏仁露	193
炼乳	1364	白酒(50度)	1243
白酒(55度)	1381	白葡萄酒(11度)	259
白酒(39度)	950	红葡萄酒(16度)	381
红葡萄酒(12度)	285	北京特制啤酒	147
北京啤酒	138	红糖	1628
白糖	1674	淀粉(团粉、芡粉)	1448
巧克力	2452	豆瓣辣酱	247
甜面酱	569	芝麻酱	2586
马齿苋	109	蕨菜	209
苦菜	117	野苋菜	247

金盾版图书,科学实用,
通俗易懂,物美价廉,欢迎选购

书名	价格	书名	价格
临床烧伤外科学	99.00元	内科急诊救治速查手册	7.00元
新编诊疗常规(修订版·精装)	88.00元	消化系统疾病诊断及治疗(精装)	39.00元
乡村医生手册(修订版·精装)	48.00元	新编妇产科临床手册(精装)	32.00元
乡村医生手册(修订版·平装)	41.00元	临床药物手册(修订版·精装)	58.00元
新编心血管内科诊疗手册(精装)	36.00元	新编常用药物手册(第三版·平装)	32.00元
性病防治图解手册	13.50元	新编简明药物手册	21.00元
新编常用药物手册(第四版·精装)	65.00元	常用进口药物手册	21.00元
		药物治疗处方手册(精装)	35.00元
中华名医方剂大全(精装)	59.50元	护士手册(精装)	28.00元
临床实用中药辞典(精装)	88.00元	常见病前兆早知道	32.50元
新编实习医师手册(精装)	59.00元	癌的早期信号防治与逆转	11.00元
		疲劳综合征预防50招	8.00元
新编心血管疾病鉴别诊断学(精装)	79.00元	内科常见病食物药物相宜相克	13.00元
乡村医生急症救治手册(精装)	38.00元	冠心病高血压病糖尿病饮食调养问答	31.00元
常见眼病诊断图谱(精装)	58.00元	冠心病高血压脑血管病科学用药问答	13.00元
临床皮肤病性病彩色图谱(精装)	130.00元	心肌梗死防治470问(修订版)	22.00元
急诊抢救手册(修订版·精装)	27.00元	肝炎的诊断及防治	17.00元
		农民小伤小病自我防治	

手册	8.00元
高血压防治(修订版)	9.50元
高血压病早防早治	7.50元
高血压中西医防治	13.00元
高血压病自然疗法	9.00元
高血压病用药知识	16.00元
高血压病患者饮食调养	4.50元
高血压病患者宜吃食物	22.00元
血压异常的危害及其防治	9.50元
冠心病用药方法及不良反应处理	15.00元
冠心病防治327问(第二次修订版)	18.00元
冠心病早防早治	12.00元
中老年冠心病防治	6.00元
动脉粥样硬化防治	6.50元
心绞痛自我防治	6.00元
心脏病患者饮食调养	6.50元
心脏养护与心脏病防治	15.00元
心律失常防治150问	7.00元
心肌梗死自我防治	5.50元
如何预防再次心肌梗死	15.00元
风湿性心脏病防治200问	6.00元
中老年人心血管急症的防治	8.50元
老年心血管病防治与康复	6.50元
心血管病防治用药知识160问	7.00元
心脑血管疾病用药知识	9.50元
常见心血管疾病家庭康复	5.50元
常见心脑血管疾病的早期信号与预防	6.00元
老年常见病先兆及预防	28.00元
心脑血管病的自我预防与康复	6.50元
心脑血管疾病饮食调养(另有VCD)	7.50元
脑血管病防治200问(第二版)	7.50元
脑血管病自我防治	5.50元
脑养护与脑血管病防治	12.00元
脑血栓防治200问	7.50元
脑梗死防治260问	11.00元
脑血栓自然疗法	9.00元
脑瘤诊治200问	6.00元
中风防治200问	7.00元
中风患者家庭康复	6.50元
偏瘫患者运动疗法	5.00元
糖尿病防治200问(第二版)	7.00元
糖尿病早防早治	8.00元
糖尿病家庭康复	4.50元
实用糖尿病防治手册	15.00元
新编糖尿病防治指南	15.00元
糖尿病的胰岛素治疗	6.50元
糖尿病药膳	12.00元
糖尿病饮食调养(修订版·另有VCD)	12.00元
糖尿病并发症中西医防治(修订版)	19.00元
糖尿病防治误区110问	6.00元

糖尿病自然疗法	6.00元	乙肝病人的康复之路	16.00元
糖尿病自我防治	14.50元	乙型肝炎自然疗法	12.00元
糖尿病专家与患者对话	19.00元	乙型肝炎防治30法	9.50元
糖尿病患者怎样吃	14.00元	乙肝患者康复治疗	38.00元
糖尿病患者宜吃食物	22.00元	乙型肝炎中医调治	
糖尿病患者用药知识	10.00元	160问	19.00元
高脂血症防治100问		乙型肝炎病毒携带者必读	5.50元
（修订版）	4.50元	实用肝病自然疗法	4.50元
高脂血症早防早治	6.50元	解酒醒酒与护肝养胃	12.00元
高脂血症中西医防治		怎样使脂肪肝逆转	21.00元
153问	6.50元	脂肪肝防治	6.50元
高脂血症患者饮食调养	5.00元	脂肪肝早防早治	5.50元
高脂血症患者宜吃食物	19.00元	肝胆常见病防治240问	5.50元
贫血自我防治	8.00元	肝癌防治270问	6.00元
放化疗病人的调养与		肝病饮食调养150问	
护理	11.50元	（另有VCD）	6.00元
白血病防治212问		胆石症防治240问	6.00元
（修订版）	14.00元	人体结石病防治	9.00元
实用常见肾脏病防治	8.00元	呼吸系统常见病防治	
肾炎防治(修订版)	8.00元	320问	7.50元
肾脏疾病的三联疗法	12.00元	呼吸系统疾病中西医防治	8.00元
肾脏疾病诊疗手册	15.00元	结核病用药不良反应及	
得了肾炎怎么办	14.00元	处理	5.00元
肾脏疾病饮食调养		肺结核防治(修订版)	4.80元
（另有VCD）	5.50元	肺结核自我防治	9.00元
肝炎预防50法	12.50元	肺癌防治(修订版)	10.00元
实用肝病中西医防治	15.50元	支气管炎防治150问	6.00元
肝炎防治400问(第二版)	11.50元	慢性支气管炎自我防治	5.00元
乙肝蚂蚁疗法	12.00元	感冒患者饮食调养	5.50元
乙型肝炎防治	5.50元	得了哮喘怎么办	12.00元
专家谈乙肝阳转阴	35.00元	实用哮喘病防治	4.50元
得了乙肝怎么办——一位		哮喘饮食调养	6.00元

书名	价格	书名	价格
咳嗽防治	7.50元	痔的防治120问(修订版)	6.50元
消化系统常见病防治260问	7.00元	便血与肛门疼痛鉴别及治疗	12.50元
胃炎消化性溃疡诊治评点	12.00元	痔疮治疗46法	7.00元
得了胃病怎么办	13.00元	常见肛肠病防治250问	7.00元
胃肠疾病自我防治	9.50元	肛管直肠疾病诊治	12.50元
胃溃疡防治200问	6.50元	尿路结石防治150问	5.00元
溃疡病自我防治	5.50元	中老年夜尿频繁怎么办	10.00元
慢性胃炎自我防治	5.00元	尿路感染防治120问	3.50元
慢性胃炎治疗60法	6.00元	尿路感染防治	7.50元
萎缩性胃炎防治	4.00元	男性性功能障碍防治270问(修订版)	18.00元
十二指肠溃疡防治200问	6.50元	得了阳痿怎么办	15.00元
腹泻患者饮食调养	5.00元	前列腺疾病治疗28法	12.00元
胃肠道疾病饮食调养144问(修订版)	14.00元	前列腺疾病防治270问(修订版)	16.00元
胃肠道疾病饮食调养110问(另有VCD)	5.50元	男科疑难顽症特色疗法	12.50元
胃癌防治150问	6.00元	男科疾病中西医防治	10.00元
胃病用药不良反应及处理	13.00元	疝气防治	5.00元
急性腹痛诊治	6.00元	常见传染病防治320问	8.00元
便秘患者饮食调养	5.00元	实用传染病防治	9.50元
便秘防治170问	6.00元	艾滋病防治88问	4.50元
便秘自然疗法	10.00元	性传播疾病防治100问	4.00元
便秘中医调治150问	16.00元	常见性病中西医防治	5.50元
便秘中西医防治60法	15.00元	常见内分泌疾病的早期信号与防治	12.00元

以上图书由全国各地新华书店经销。凡向本社邮购图书或音像制品,可通过邮局汇款,在汇单"附言"栏填写所购书目,邮购图书均可享受9折优惠。购书30元(按打折后实款计算)以上的免收邮挂费,购书不足30元的按邮局资费标准收取3元挂号费,邮寄费由我社承担。邮购地址:北京市丰台区晓月中路29号,邮政编码:100072,联系人:金友,电话:(010)83210681、83210682、83219215、83219217(传真)。